あなたもきっと依存症

「快と不安」の病

原田隆之

文春新書

1304

序章　依存症——この人間的な病

ある一日

いつもと同じ朝。ベッドから出てタバコを一服吸う。朝食は、トーストとコーヒーで軽く済ませ、急いで仕度をして駅に向かう。

満員電車に小一時間揺られながら、暇つぶしでスマートフォンのゲームをする。ゲームをするようになってから、新聞や本を読むことがめっきり減った。

会社に着くと、いつものように山ほどの仕事が待っている。午前中だけで、何杯もコーヒーを飲み、喫煙所でタバコを吸う。昼食は、コンビニのおにぎりで済ませ、タバコを吸ってから仕事に戻る。

今日は金曜日なので、早目に仕事を切り上げて同僚と飲み屋に行く。なじみの居酒屋でビールとチューハイを量を忘れるくらい飲んだ後、もう一軒はしごしてから、ラーメンで締める。

これがお決まりの金曜日の夜のパターンだ。そして、土曜日はいつも二日酔い。

こんな平凡な生活のなかに、依存症の落とし穴がたくさん開いている。依存症と聞くと、すぐに思い浮かべるのは、アルコール依存症や薬物依存症だろう。そして、ほとんどの人は「自分は酒はほどほどにしか飲まないし、薬物なんて絶対に使用しない。だから依存症などとは無縁だ」と思うかもしれない。

多くの人の依存症へのイメージは、へベレケになって手が震えているアルコール依存症者や、幻覚妄想状態になって意味不明のことをつぶやいたり、「ヤクをくれ！」などと叫んだりしている薬物依存症者の姿ではないだろうか。

しかし、これは極度にカリカチュア化された依存症者の姿であり、正直こんな人たちはほぼテレビのなかにしか存在しない。依存症者はそれよりはるかに多様であるし、そのハードルは意外と低い。また、それは一種のグラデーションのように連なっており、今は安全であってもいつしかその深みにはまることがあるかもしれない。

それだけではない。先ほどの平凡なサラリーマンの一日を見ると、喫煙、コーヒー（カフェイン）、炭水化物（糖質）、スマホゲーム、仕事、さらには、ＳＮＳ、パチンコ、買い物、セックスなど、われわれの身の周りは、依存症のリスクであふれている。

依存症はわが国で最も多い病気

実は、わが国で最も多い病気の一つが依存症である。たとえば、喫煙人口は着実に減っているとはいっても、まだ一八〇〇万人を超えている。三〇代、四〇代の男性のおよそ三分の一は喫煙者である。

アルコール依存症は、推計によれば一〇九万人とされている。また、その予備軍を含めると二五〇〇万人ほどだという。ギャンブル依存症が疑われる人は、国民の三・六％と見積もられており、これは先進国中最多である。数にすると、三〇〇万人を超えている。中高生のインターネット依存は九三万人という調査結果が出ており、これは五年間でほぼ倍増している。

もちろん重複している人もたくさんいるが（タバコも吸うし、大量の酒も飲むなど）、これらの数字を単純に合計するとこれだけで約五〇〇〇万人となる。

さらに、「仕事中毒」などと言われるように、過度に仕事に依存している人も相当数いるだろう。糖にも強力な依存性があるため、ダイエットしようとしても、炭水化物（米、麺類、パン）や甘いものをやめられない人は、糖への依存症である可能性が大きい。これらの食物はわれわれの「主食」であり、あまりにも日常的なものであるがゆえに、統計があるわけではないが、炭水化物や糖に依存している人は、何千万人もいるだろう。

犯罪としての依存症も見てみよう。日本は世界的に見ても薬物使用人口が非常に少ないが、それでも毎年一万数千人ほどが覚醒剤取締法違反で検挙されている。再犯率は三〇％ほどだと言われており、あらゆる罪種のなかで窃盗（約三四％）に次いで二番目に高い。

一番再犯率が高い窃盗を繰り返す人のなかには、クレプトマニアと呼ばれる窃盗癖の人が一定数いる。これも依存症であるととらえることができる。

また、痴漢や盗撮も再犯率が高い犯罪である。これらの性犯罪を繰り返す人の多数も、性的依存症であると考えられる。警察庁の統計を見ると、痴漢と盗撮で毎年それぞれ三〇〇〇人ほどの人々が検挙されている。検挙されるのはもちろん、氷山の一角であるので、実際に痴漢や盗撮行為を行っている者が何万人もいておかしくない。

このように、犯罪であるかないか、健康や生活に及ぼす害の大きさなど、さまざまな違いはあるにしても、依存症やその予備軍は「国民病」あるいは「現代病」と言っていいほど、現代の日本社会に蔓延していると言っても過言ではないだろう。

人はなぜ依存症になるのか

人はなぜ、このように依存症になってしまうのだろうか。それは、人間というものは、依存症になりやすくできているからである。より正確に言えば、進化の過程で、依存症になりやすい遺伝的基盤を持っている人が生き残ってきたからである。

それをまず、二つのキーワードで解明したい。一つ目のキーワードは、「快」である。

人の生き残り戦略として、「快」の追求はとても重要なものである。たとえば、原始時代、エネルギーの豊富な炭水化物を多く摂取する人、たくさんセックスをして子孫を残した人は、当然のことながらその遺伝子を多く残すことができただろう。食が細く炭水化物を好まない人やセックスを好まない人は、遺伝子を残すことができずに滅びていったのだろう。

「炭水化物やセックスが嫌いな人なんているの？」「そんな人見たこともない」と思われるかもしれないが、それは当たり前である。そのような傾向を持った人は、進化の過程で淘汰されたので、身の回りにはあまりいないからだ。

次の章で詳しく述べるが、われわれの脳の中には、「快」に対して敏感に反応する回路、「快感回路」がある。つまり、「快」のための装置が生まれつき脳に備わっているということだ。

これは何も悪いことではない。われわれは、この装置のおかげで、さまざまなことから「快」と喜びを得て、快活で豊かな人生を送り、種としても繁栄することができるのだ。

しかし、ときにその装置が暴走して、「快」のためには、日常生活や人生などどうでもよいという状態にまでなってしまう。つまり、**人間の生き残りを目的とした戦略としての「快」であったはずが、「快」そのものが目的化してしまうのだ。これが依存症である。**

しかも、原始時代とは違って「快」をもたらす刺激にあふれている現代では、依存症の落とし穴はそこかしこに潜んでいて、過剰な「快」がそれに伴う「害」をもたらすようになってしまっている。

人間の生物学的な変化はゆっくりであっても、社会や環境の変化は、ここ数十年の間で急激に進んだ。手作りでビールやワインを醸造していた時代と違って、今は大工場で生産された膨大な量のアルコールが世界中に供給されている。不思議な作用を持つ野生の植物を儀式で使用していた昔とは違って、化学的に合成された強力な依存性のある薬物がインターネットで簡単に手に入る。

飽食の時代と言われ、食品ロスが問題となっている現代は、炭水化物が貴重であった時代とはまったく違う。人口爆発の時代を経て、今や性的パートナーを見つけることは原始の時代ほど難しくはないだろう。さらに、性が商品となり、繁華街やネット上には性風俗店や「出会い系サイト」など性的機会があふれている。

このように、「快」を追求するように生まれついた人々の子孫であるわれわれにとって、「快」を与える刺激が過剰なほどに提供される現代は、よほど気をつけていないと誰でも依存症になってしまう社会なのだと言える。

依存症を理解するキーワード「不安」

もう一つ、依存症を読み解くキーワードに「不安」がある。

再び原始時代に遡ると、太古の人々は現代とは比べものにならないくらい、多くの脅威に裸で晒されていた。それは、自然災害、病、飢餓、捕食動物、他の部族からの攻撃などである。もちろん、現代人もこうした脅威に対して万全というわけではないが、さまざまなセーフティネットが張り巡らされていることはたしかである。

太古の時代、これらの脅威に無防備であった人々は、どのようにして自らを守り、生き延びて子孫を残してきたのだろうか。そのために一番有力な「武器」となったものは何だろうか。屈強な身体だろうか。それとも勇敢な闘争心だろうか。

答えはノーである。もちろん、この二つともサバイバルのためには役立つ「武器」であったことは間違いない。しかし、最も有力な「武器」はほかにある。それが「不安」である。

なぜ「不安」のような、頼りなく弱々しいものが「武器」になるのだろうか。屈強な身体も勇敢な闘争心も重要だが、それだけで猛威を振るう災害や、獰猛な大型動物にかなうわけがない。むしろ、逃げるのが生き残り戦略としては一番だ。

嵐が近づいているようなときに狩りに行く人、猛獣に素手で立ち向かう人、彼らを勇敢とは呼ばない。無謀と呼ぶのが正しい。

生き残るためには、脅威を敏感に感じ取り、不安を抱いて、そこから逃げたり、被害を最小に抑えるための予防策を講じたりすることが一番適切な対処である。彼らを臆病とは呼ばない。

賢明と呼ぶのが正しい。進化の過程で、不安に鈍感な人々は淘汰され、敏感に不安を感じ取る人々が生き残ってきた。不安は脅威が迫っていることを知らせるサインとなり、生き残るための賢明な対処を取るようにわれわれを動機づける役目を果たす。

現代人が産み出したさまざまな発明は、ほとんどすべて不安に対処するためのものといっても過言ではない。幾多の科学技術はもちろんのこと、社会の制度や仕組みに至るまで、あらゆるものがわれわれを脅威から守り、不安を鎮めるためにある。

とはいえ、誰もがいつも賢明な対処を取るとは限らない。脅威に晒され、不安が高じたときに、われわれは心理的な余裕がなくなり、ときに非合理的な対処をすることもある。

たとえば、慢性的な不安に苛まれている人は、心身ともに弱ってしまい、手っ取り早くアルコールで気持ちを紛らわせようとするかもしれない。アルコールは一時的に不安な気持ちを紛らわせ、眠りへと導いてくれる。

何かに急《せ》き立てられるように働いて、「仕事中毒」のような人は、仕事を失うことや自分の価値が見出せないことに対する不安がその根本にあるのかもしれない。それから逃れるために、がむしゃらに働くことで、不安を一時的に紛らわせようとしているのだろう。

不安症やうつ病は、現代人の代表的な病である。われわれは、不安傾向の強い人々の子孫なのだから、これはある程度は仕方ないことである。しかし、これだけの科学技術をもってしても、自然の脅威はなくならないどころか、むしろ気候変動や環境破壊を引き起こし、それは破滅へと向かっているようにすら感じられる。

これだけ医療が進歩しても、病気を克服できるどころか、耐性菌の出現を招いているし、世界はあっという間に未知の病のパンデミックに襲われてしまった。そもそも不老不死などは叶うはずがない。

人口が増え、社会の仕組みが複雑になるにしたがって、かつては想像もできなかった新しい不安の種が増えたようである。それに呼応するかのように、新しい種類の依存症も増えている。

つまり、現代人の不安を鎮めるための対処の一つとして、さまざまなものに依存する人が増えているということだ。**依存症とは、不安から逃れられない人間が、その不安を紛らわせるための病なのである。**

先に、依存症は「快」と関連することを述べた。ここで「不安」という正反対にも思えるキーワードを持ち出したことは、一見矛盾するように思えるかもしれないが、そうではない。「不安」の回避は、「快」につながるからだ。それは積極的な快感を求めるのとは違うが、ネガティブなものを回避することによる「快」である。前者がいわば「足し算の快」であれば、後者は「引き算の快」である。

つまり、「不安」というキーワードも、実はもう一つのキーワードである「快」と重なっている。したがって、やはり依存症は「快」と複雑に関連する事象だと言えるだろう。

依存症の嘘と真実

残念なことに、現代は依存症に関する間違った知識や誤解にあふれている。これでは、正しく賢く依存症に対処することはできない。

代表的な「依存症の嘘」には以下のようなものがある。

1 依存症は病気である
2 ほとんどの人は適正な飲酒をしている
3 低ニコチンや低タールの軽いタバコや新型タバコは害が少ない
4 違法薬物を使うと誰でも依存症になる
5 カジノができると、ギャンブル依存症の増加が懸念される
6 若者がゲームにはまっていても、そのうちに飽きるから放っておいてよい
7 肥満は自己責任である
8 厳罰化は、性犯罪の抑制に効果がある
9 薬物使用で刑務所に入るのは当たり前のことである

10　依存症の克服はつらくて厳しい闘いである

本書では、こうした誤りを正し、その真実について具体的な事例や科学的エビデンスを基に説明する。それによって、「依存症の真実」を多くの方々に理解していただくことを目的としている。

これまで説明してきたように、依存症とはきわめて「人間的な病」であり、人間が進化の過程で有利に生き残るために必要不可欠だった能力や性質と密接に結び付いた病である。だとすると、われわれは誰にでも依存症になる可能性はあるし、もうすでになっているかもしれない。「依存症の真実」を知り、それに対抗する術を知ることは、何より自分自身のためになるはずだ。

あなたもきっと依存症◎目次

序章　依存症――この人間的な病　3

第Ⅰ部　依存症について知る

第1章　依存症とは何か　17

嘘：依存症は病気である

真実：依存症が病気であるというとらえ方は一面的で、大きな問題がある

第Ⅱ部　さまざまな依存症

第2章　アルコール依存症　42

嘘：ほとんどの人は適正な飲酒をしている

真実：日本人の四人に一人は問題飲酒である

第3章　ニコチン依存症　66

嘘：低ニコチンや低タールの軽いタバコや新型タバコは害が少ない
真実：現時点での研究によると、害が少ないとは言えない

第4章　薬物依存症　92

嘘：違法薬物を使うと誰でも依存症になる
真実：依存症は薬物と環境との相互作用であり、依存症になるのはほんの一部である

第5章　ギャンブル依存症　131

嘘：カジノができると、ギャンブル依存症の増加が懸念される
真実：もう日本はすでにギャンブル依存症大国である

第6章　オンラインゲーム依存症　149

嘘：若者がゲームにはまっていても、そのうちに飽きるから放っておいてよい
真実：若者のゲーム依存症は進行が早く、自力で治すことは困難である

第7章　糖質依存症　169

嘘：肥満は自己責任である
真実：糖質には依存性があり、意志の力ではコントロールできない

第8章　性的依存症　195

嘘：厳罰化は、性犯罪の抑制に効果がある

真実：厳罰化には犯罪抑制効果がなく、逆に再犯率を高めてしまう

第Ⅲ部　依存症への対策と治療

第9章　薬物依存症への対策——「処罰」から「治療」へ　215

嘘：薬物使用で刑務所に入るのは当たり前のことである

真実：先進国のなかで薬物使用で刑務所に入るのは日本くらいである

第10章　依存症の治療　238

嘘：依存症の克服はつらくて厳しい闘いである

真実：依存症の克服は楽しみを増やすことである

おわりに——依存症と二つのキーワード　270

第Ⅰ部　依存症について知る

第1章　依存症とは何か

嘘：依存症は病気である
真実：依存症が病気であるというとらえ方は一面的で、大きな問題がある

依存症という病気

依存症とは、国際的な診断基準が明確に定められている病気である。世界保健機関（WHO）の「国際疾病分類（ICD-11）」には、「物質使用または嗜癖性行動に基づく障害」という長たらしい疾患名があるが、これが依存症の正式名称である。

一方、同じく国際的診断基準であるアメリカ精神医学会の「精神疾患の分類と診断の手引き（DSM-5）」には、「物質関連障害および嗜癖性障害群」という疾患名がある。

たとえば、これら代表的な診断基準に基づく物質依存症の主な症状は、表1.1のとおりであり、

依存症と診断されるためには、これらのうち二つ以上を満たす必要がある。

すでにお気づきのように、実は正式には「依存症」という病名は存在しない。DSMの一つ前のバージョンまでは「依存」という用語が存在したが、現在はアルコールや薬物などの依存症は、「**物質使用障害**」というのが正式な名称となっている。

また、依存症を指して「アルコール中毒」「薬物中毒」というように「中毒」という用語が用いられることがあるが、「中毒」は「依存」とは異なる概念である。「**中毒**」とは、摂取した物質の作用が発現している状態を言い、アルコール中毒であれば、「ろれつが回らなくなる」「歩行が不安定になる」「記憶力が低下する」などの症状が一つでも出現すれば「アルコール中毒」である。これらは、一時的でさほど問題のない状態であることもあれば、不適応的な程度にまで発展することもある。

簡単にまとめると、「中毒」は物質を摂取すると多くの人に出現する可能性があるが、「依存」というのは、物質を多量に長期間使用したことなどによって、多くの問題が出現し、それでも「やめたくてもやめられない」ような状態になっていることである。

依存症の症状は、大きく「**身体依存**」と「**精神依存**」の二つに分けることができる。身体依存とは、身体的な変化を伴う症状のことで、表1.1の耐性、離脱が主たるものである。

耐性とは、身体がその物質に慣れてしまって、最初の量や頻度ではもはや「快」を得られな

- 意図していたよりもしばしば大量に、長期間にわたって物質を使用する
- 物質使用を制限することに対する持続的欲求、努力の不成功がある
- その物質を得るために必要な活動、物質の使用、物質の作用からの回復に多くの時間が費やされる
- 渇望、衝動がある
- 反復的な物質使用の結果、職場、学校、家庭における重要な役割の責任を果たすことができなくなる
- 物質の使用により、持続的、反復的に社会的、対人的問題が起こり、悪化しているにもかかわらずその使用を続けている
- 物質使用のために、重要な社会的、職業的、娯楽的活動を放棄、縮小している
- 身体的に危険な状況においても物質使用を反復する
- 身体的、精神的問題が、持続的、反復的に起こり、悪化しているにもかかわらず物質使用を続ける
- 耐性が出現している
- 離脱症状がある

表 1.1　物質依存症の症状（アメリカ精神医学会，2013 をもとに作成）

くなってしまい、徐々に量や頻度が増えてしまうことである。

日常的には、「酒が強くなった」という現象がこれにあたる。昔は少しの量で酔っぱらっていたのに、たくさん飲めるようになると「酒が強くなった」と言って喜ぶ人がいる。しかし、それは耐性がついてしまって、少しの量ではアルコールの効果が出なくなったということだ。

身体依存のもう一つは、**離脱**である。これは、俗に禁断症状と呼ばれるものであり、一時的にその物質をやめると、さまざまな不快症状が出現することをいう。アルコール依存症でない人がアルコールを何日飲まなかったとしても、特に何ということもないだろうが、アルコール依存症の人は、不

眠、イライラ、不安、手の震え、幻覚などの症状が出現する。これがアルコール離脱である。

精神依存とは、**渇望**が代表的なものである。これは、物質に対する強い欲求を抱くことである。心のなかでは「もうやめよう」と固く誓って、強い意志をもって我慢しようと思っても、何かのきっかけで渇望が生じると、その強い力に抗うことは非常に難しい。

物質依存症と行動依存症

これまで長い間、依存症というと、アルコール、タバコ、違法薬物など、「物質の依存症」を指していた。しかし、二〇一三年のＤＳＭ-5、そしてそれに続く二〇一九年のＩＣＤ-11の改訂の際に、新たに「**行動の依存症**」が含まれることとなった。これは依存症概念の非常に大きな転換だといえる。

行動の依存症に含まれるのは、現在のところＤＳＭ-5ではギャンブル依存症（正式にはギャンブル障害）のみであり、より新しいＩＣＤ-11ではギャンブルのほかに、オンラインゲーム依存症（正式にはゲーム障害）が加えられた。

このほか、行動の依存症には、買い物依存症、恋愛依存症、性的依存症、窃盗癖などさまざまなものがあり、本書では性的依存症を扱うが、これらは現時点では正式に「依存症」であるとは認められていない。

ギャンブル依存症とゲーム依存症が正式に依存症であると認められて、ほかはなぜ認められていないのか。それはまだ研究が不十分で、依存症であることを裏付けるだけのデータに乏しいからである。

ギャンブル依存症やゲーム依存症には相当な研究の蓄積があり、その神経学的または行動的メカニズム、病因、症状、治療などが、物質依存症と類似していることから、これらを「依存症」のカテゴリーに含めることになったのである。

特に、ゲーム障害については、その研究や診断基準の発展に日本の研究者が果たした役割が大きいことは特筆すべきである。ただ、それは裏を返せば、わが国においてこの問題が非常に深刻であることの表れだともいえる。

ここで、「依存」「嗜癖」という類似した二つの用語について説明したい。専門的な定義では、「依存」は物質に対して用いるのに対し、「嗜癖」は行動に対して用いるとされている。しかし、本書では煩雑さを避けるために、より日常的になじみの深い「依存」の語のみを用いることとする。

依存症は脳の病気

これまで依存症の症状と概念について説明したが、正直なところややこしくてわかりにくいと思った方も多いだろう。

ＩＣＤ-11には、「主として精神賦活的な物質、あるいは繰り返し報酬をもたらす行動の結果として生じた精神的かつ行動的な障害」と説明されている。

しかし、これもまだわかりにくい。依存症とはどんな病気かと聞かれたら、簡潔に一言で何と答えるべきであろうか。これはなかなか難しい問いであるが、最も端的に答えるとしたら、

「脳の機能障害に基づくコントロール障害である」ということになる。

第一に、依存症は脳の病気である。依存症に対して、心がけが悪いとか、意志が弱いとか、さまざまな批判がなされるが、心がけや意志で対処できるほど、依存症は生やさしいものではない。ある種の物質の摂取や行動の反復によって、**脳の機能が変化してしまい、コントロールが利かなくなった状態を依存症という**。

それはあたかも脳が、それらの物質や行動に乗っ取られてしまって、もはや本人の意志の力ではどうにもならなくなった状態である。

依存症によって変化してしまうのは、**大脳辺縁系**という部位である。これは、いわば動物的な古い脳であり、本能的な大きな力を持っている。一方、意志の力、あるいは理性的な思考の源は、**前頭前野**という人間特有の新しい部位にある（図1.1）。

意志の力と本能的な力。これが争った場合、ときに意志の力が勝つこともあるだろうが、い

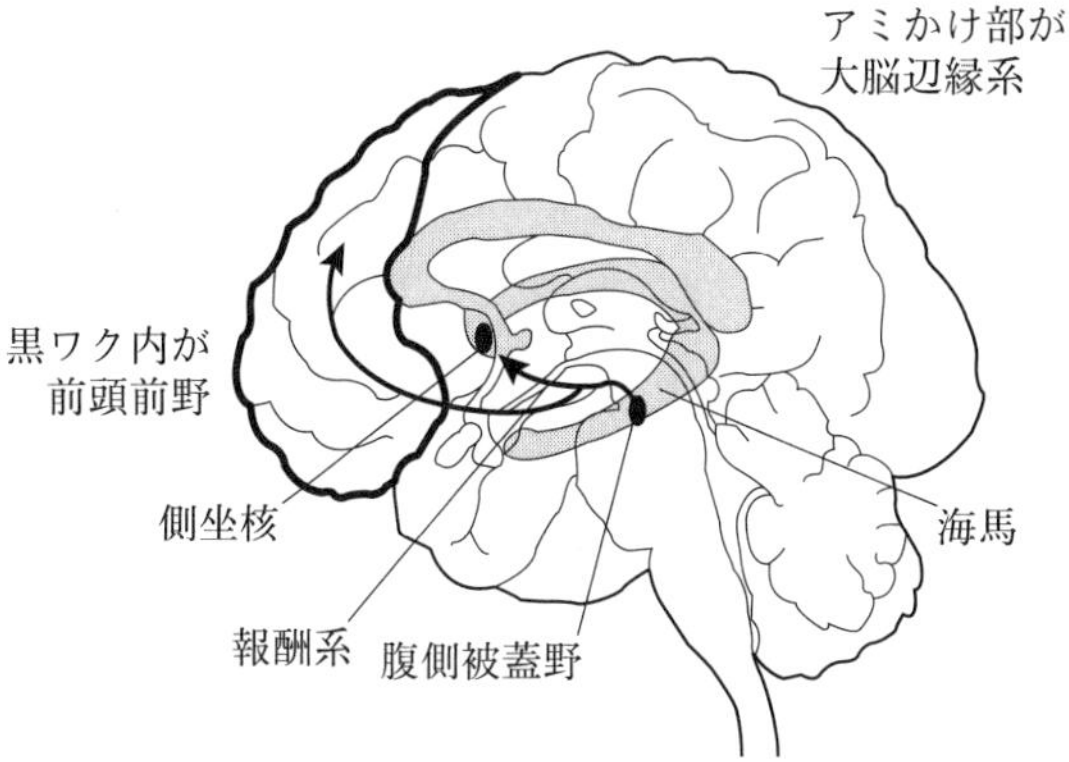

図 1.1　依存症と脳

つもそうとは限らない。特に、疲れているとき、嫌なことがあって弱っているときなどは、意志の力は頼りないものとなる。

意志の力は、よく筋肉に例えられる。筋肉は瞬発的な力はあっても、ずっと使い続けると力を十分に発揮できなくなる。同じように、意志の力も役立つときはあるが、疲れたときや心が弱っているときは、ほとんど力を発揮できなくなる。すると、容易に本能的な誘惑に負けてしまう。

多くの人に経験があると思うが、断酒や禁煙が失敗するのも、ダイエット中にもかかわらず甘いものを食べてしまうのも、疲れたとき、寂しいとき、ストレスで弱っているときなどではないだろうか。

第二に、依存症は、脳が変化してしまったことによるコントロール障害ということである。つまり、**依存症とは「コントロールできなくなる病気」**ということである。

脳が乗っ取られたような状態なので、まさに「やめたくても、やめられない」「わかっちゃいるけど、やめられない」という状態になったということである。もはや意志の力では「やめる」「控える」というコントロールができないのだ。

快感回路

それでは、依存症に陥った脳がどのように変化しているのかをもう少し詳しく見てみよう。

先に、依存症に関わる部位として、大脳辺縁系を挙げたが、その中に「快感回路」とも呼ぶべき神経回路がある。これは、正確には「**報酬系**」と呼ばれる。報酬系は、腹側被蓋野《ふくそくひがいや》から側《そく》坐《ざ》核《かく》に及ぶ回路のことである。さらに、周囲の海馬や扁桃体、視床下部なども関連している。

依存性のある薬物を摂取すると、腹側被蓋野の神経細胞が興奮し、その興奮が電気信号として神経回路を伝わっていく。そして、それが側坐核に到達すると、神経線維の先端から**ドパミン**と呼ばれる神経伝達物質が大量に分泌される。これこそが、われわれに「快」をもたらす物質である。

ドパミンは、反対側の神経線維にあるドパミン受容体に受け取られ、それが「快」として体験されて神経回路をさらに伝わっていく。

これが繰り返されると、その物質や行動に対して、脳は「快」をもたらしてくれるものとして、過敏に反応をするようになる。これを「**報酬過敏性**」または「**感作**」という。アルコール依存症者にとって、アルコールは自身に「快」という報酬を与えてくれる何よりも重要なものとなるだけでなく、酒に対しては誰よりも過敏に反応するようになる。

このプロセスを心理学的に説明することもできる。学習心理学では、ある行動の後に報酬が伴うと、その行動の頻度が上がるという単純な原則がある。これを「**強化の原理**」と呼ぶ。ドパミンによってもたらされた「快」は報酬であるため、そのもととなった行動（飲酒行動、薬物摂取行動、ギャンブル行動など）が強化され、その頻度が上がるわけである。

さらに、ドパミンが分泌され主観的には「快」体験をしているとき、その「快」体験に伴う周囲の刺激が、「快」の**手がかり刺激**（**引き金、キュー**）として、「快」とペアになって記憶される。これを学習心理学では「**条件づけ**」と呼ぶが、この記憶に関連するのが大脳辺縁系の海馬という領域である。

パチンコ依存症の人は、パチンコ店の看板や「ジャラジャラ」という音に、いち早く過敏に反応する。すると、それらの刺激が「手がかり」「引き金」となって、吸い込まれるようにパチンコ店に入っていく。もはや意志の力では止められない。

また、いつも食後に喫煙をしている人は、食後という時間、あるいはその満腹感が「手がかり」「引き金」となり、依存行動としての喫煙が開始される。これはもう自動的な連鎖反応である。

このように、手がかり刺激や引き金に遭遇すると、自動的に依存行動が開始される。これを**「手がかり反応性」**と呼ぶ。

依存症の克服を阻む最大の障壁の一つが、この「手がかり反応性」である。タバコをやめたとしても、毎日食事をしないわけにはいかない。すると、食事をするたびに、脳の中では引き金が引かれ、「タバコを吸え」という命令が下されるのである。

つまり、**依存症は「快」にまつわる「記憶の病」でもある**。手がかり刺激は「快」とペアになって、海馬の中に記憶されており、その結びつきは非常に強い。

すると、依存症の治療は、「快」にまつわる記憶を消すという困難な作業を伴うものとなる。依存症の治療に長い年月がかかる理由の一つはここにある。

離脱と耐性

ところで、一旦分泌されたドパミンは、その後神経線維の末端にあるドパミン・トランスポーターに回収される。これを再取り込みという。快感を体験したとしても、時間が経つとそれが薄れていくのは、ドパミンが再取り込みされるためである。

しかし、依存性薬物などによる強烈な快体験は、長時間続くことがある。たとえば、覚醒剤はその効果が二―三日も続くことがあり、その間ハイな状態が続き、夜も寝ないで飲まず食わずでも活動し続ける。これは、覚醒剤がドパミン・トランスポーターの働きを阻害し、長い間ドパミンが作用し続けるからである。

しかし、脳の中にはドパミンが無尽蔵にあるわけではない。時間が経つと、ドパミンはドパミン代謝酵素によって分解される。しかも、一時に大量のドパミンが分泌されたため、脳の中ではドパミンが枯渇している。

このとき何が起こるか。快や活力の源であるドパミンが枯渇してしまうわけであるから、残るのは著しい消耗感と不快感情である。これが離脱症状である。すると、その不快感を解消しようとして、さらに薬物を摂取する。この悪循環によって依存症が進行していく。

さらにその先にもう一つ生じる変化がある。それは、ドパミン受容体の活性の低下である。このような異常な報酬系の賦活は、脳にとっては大事件である。したがって、このような状態を放置しないために、脳はドパミン受容体の活性を低下させることで、いくら過剰にドパミンが分泌されても、恒常性を保つために、過剰に放出されたドパミンを受け取らなくなるのである。

依存症者は、ドパミンを過剰に分泌させる行動を繰り返す。そのとき、相変わらず多量のドパミンが分泌される。しかし、脳はそれを受け取らない。すると、そのとき主観的には何が起こるか。「クスリが効かない」「いくら飲んでも酔わない」という状態が生じるのである。これが耐性の出現である。

すると、不快な離脱症状があるのに、どれだけ物質を摂取してもそれが消えてくれないので、今度はますます多量に薬物を摂取したり、アルコールを飲んだりする。さらなる悪循環である。最終的には、いくら薬物やアルコールを摂取してもちっともいい気分にはならない。でもやめられないという状態にまでなってしまう。

ある薬物依存症の患者さんが私に語ってくれた体験がある。彼は、一番ひどい状況のときには、泣きながら薬物を注射していたという。アルコール依存症者も、ちっとも飲みたくないのに、飲まずにはいられないと語ることがよくある。

つまり、もはや「快」はないのに、報酬過敏性や手がかり反応性、そして欲求（渇望）だけが残っており、もう止まらない。もはやコントロール不可能な状態である。

一般の人々は、依存症者は酒や薬が「好き」だからやめられないと思っているかもしれない。しかし、実際は違う。「好き」でいる間は、まだ依存症ではない。もはや彼らは酒も薬も「好き」を通り越して嫌いになっている。しかしやめられない。それはただ、脳が「欲している」からだ。

「like」ではなく、「want」。これが依存症者の真実である。好きでもないのに、勝手に脳が欲してしまってやめられない。まさに脳が乗っ取られていることがわかるだろう。

依存症の症状のなかに、「やめようとする努力の失敗」「望ましくない結果が生じているにもかかわらずやめられない」というものがあった（表1.1、19ページ）。まさに、これは今説明したプロセスを反映した症状である。

何度も逮捕や受刑を繰り返す薬物依存症者の姿を見て、「懲りないな」と思う人は多いだろう。借金をして、家族に見放されても懲りずにギャンブルを続ける人を見て、理解できないと思う人も多いだろう。

彼らも頭の中では、やめたいと思っているし、そのための努力もしているはずである。しかし、快感回路が乗っ取られ、コントロール不能になった脳は、なおも薬物やギャンブルを「欲している」ため、人はそのように動いてしまうのである。

刑罰や病気、離婚、家族離散など、依存症がもとで大変な事態に陥ったとき、しばらくの間は、意志の力で問題となった行為をストップすることができるかもしれない。しかし、それは一時のことだ。しばらくすると、また脳がその行為を行うように命令を出してくる。このように考えると、懲らしめたり、刑罰を与えたりするだけでは、依存症の克服に効果がないのは明らかだ。

依存症に対する四つの見方

ここまで、「病気」としての依存症について説明してきたが、冒頭の「嘘と真実」を思い出してほしい。私はそこで、「依存症は病気である」という考え方は嘘だと述べた。より正確に言うと、『依存症は病気』とだけ強調することは間違いだ」ということである。したがって、ここからは、なぜ「病気」であると強調することが間違いなのかを説明していきたい。

実は、依存症に対する見方にはさまざまなものがあり、その代表的な四つを表にまとめた（表1.2）。

この表は、薬物依存症について説明したものだが、多くの部分で他の依存症にもあてはまる。縦軸に「依存症になったことへの本人の責任」を大きいと見るか小さいと見るかを取り、横軸に「依存症からの脱却への本人の責任」を大きいと見るか小さいと見るかを取っている。それぞれに大・小があるので、四通りの組み合わせができる。

まず左上であるが、これは依存症になったことにも、そこから脱することにも本人の責任が大きいと見る考え方である。これは「**モラルモデル**」、あるいは「刑事司法モデル」と呼ばれる。

依存症に対して、わが国はこの「モラルモデル」の考え方が今なお主流である。このモデル

		依存症からの脱却への本人の責任：大	依存症からの脱却への本人の責任：小
依存症への本人の責任	大	**モラルモデル（刑事司法モデル）** 薬物使用＝犯罪 意志の弱さが問題 対処＝刑罰	**スピリチュアルモデル（12ステップモデル）** 薬物使用＝罪 神との結びつきの弱さが問題 対処＝自助グループ
	小	**認知行動モデル** 薬物使用＝不適切な学習 スキルの不十分さが問題 対処＝認知行動療法	**医療モデル（疾病モデル）** 薬物使用＝進行性の疾病 不十分な治療が問題 対処＝医療

表1.2　依存症の4つのモデル（Brickman et al., 1982）

によると、重要なのは「意志の力」であり、その責任を果たさない者に対しては、「意志が弱い」「心がけが悪い」と責められ、場合によっては罰が与えられる。

一方、それとは正反対の見方として、「**医療モデル**」（「疾病モデル」）がある。このモデルは表では右下に位置しているが、依存症になってしまったことへの責任も、そこから脱することへの責任も小さいと考える。

薬物依存症の場合、これまで説明したように、薬物の作用によって脳の機能に異常が生じて、脳が乗っ取られてしまっているのだから、依存症は本人の責任だとは言えない。心がけが良かろうが悪かろうが、「やめたくてもやめられない」状態になっており、それを「意志の力」でやめたり、治したりするのは、土台無理なことである。

医療モデルでは、依存症はこのような「病気」であると考えるため、そこからの脱却も医療に頼るしかなく、本人の責任は小さいと考える。

「モラルモデル」が優勢であるわが国において、そのアンチテーゼとしての「医療モデル」が果たす役割は大きい。「モラルモデル」では、えてして依存症者へのバッシングや過剰な責任追及につながりやすい。さらに、本人もいたずらに自分を責め、自尊心を失ってしまうことにもつながる。

最近は、さまざまな啓発活動などの成果もあって、「依存症は病気」という「医療モデル」の考え方が徐々に浸透しつつあるのは望ましいことだ。それによって依存症者への過剰なバッシングや偏見を改められることが期待できるからである。

しかし、「医療モデル」にも大きな問題があり、それについてはこれまでほとんど語られることがなかった。

医療モデルの問題点

医療モデルの最大の問題は、本人の責任をあまりにも小さくとらえすぎているということである。たしかに薬物の作用によって、脳が機能変化を来し、依存症になってしまったという点では、自己責任は及ぶ余地がない。

しかし、その前に違法薬物を摂取するという「決断」をしたこと、さらにはその後も依存症になってしまう前に、何度も考えや行動を改める機会はあったであろうが、やはりそれとは違う「決断」をしてしまったことは、まぎれもない本人の責任である。

こうした責任を重視しない立場は、一見依存症者の側に立ち、彼らを庇うように見えて、実は一人前の人間扱いをしていないという態度の表れである。

さらに、治療においても、ただ受け身的に「お医者さんに治してもらいましょう」というのでは、依存症は治らない。実際のところ、現時点では依存症を治す薬はないし、依存症の治療においては、何よりも本人の努力、コミットメントが最重要だからだ。

あまりにも医療の力を重視して、本人の責任を小さく見てしまう「医療モデル」では、ともすれば医療のパターナリズムに陥る危険が大きい。

このモデルでは、依存症からの「回復」という言葉をよく用いる。「依存症には治癒はない。しかし回復はある」などという言い方がよくされる。依存症は慢性疾患であり、薬物やアルコールなどをやめたとしても、いつ再発するかわからない。だから、一生再発しないように気をつける必要があるということだ。一般に、慢性疾患の場合は、「治癒」という言葉を用いず、「回復」という言葉を用いるのが適切であるため、たしかにそれは正しい。

しかも、「依存症は治った」と気を抜いてしまうのは、一番怖いことである。それはまだ依存症である自分を受け入れていない証拠であるとも見なされる。これまたよく言われる言葉に、「依存症は否認の病」というものがある。自分が依存症であるということを受け入れられないことが、依存症の特徴の一つだとされるのである。「もう大丈夫」だと思っているうちは、大丈夫ではない。「危ない、危ない」と思えるようになって、はじめて少しは安心できるというパラドクスがそこにはある。しかし、そうだとしても、「一生治らない」と言われて、治療へのモチベーションが生まれるだろうか。

依存症と責任

自身もアルコール依存症であったイギリスのジャーナリスト、トンプソンは「依存症は本質的に自発的行動である」と述べる。それは、何もそれによって依存症者をバッシングするために言っているのではなく、一人の人間としての自由意志や責任を尊重し、医療の名のもとに彼らを無力化することを回避するための重要な認識なのである。

トンプソンはまた、「保護の対象として一生『患者化』することはよいのか」とも述べている。一生治らないという烙印を押すこと、一生患者としての運命を背負わせることは、本人の未来を卑小化することにつながる。

さらに、「回復」という使い古された言葉も、医者に任せていればひとりでに治る（本人の責任は小さいと見るため）というニュアンスがある。しかし、医療にできることには限界がある。何よりも本人の努力が重要なのだ。だとすると、「回復」よりも「克服」という言葉のほうがふさわしい。

以上のような理由から、「医療モデル」の価値は十分に認めながらも、ただそこに潜む問題性には無自覚なまま「依存症は病気」と連呼し続けることには、はっきりと異議を申し立てたい。したがって、私は依存症の人々にこう言うようにしている。

依存症は治ります。ただ、依存症を克服するためにはあなたの十分な努力が必要です。そして、油断すると再発します。したがって、この先もずっと気を抜かないように努力する必要があります。

どんな努力が必要か、それを一言で言うと「セルフ・マネジメント」である。それは自己管理であり、この場合もあくまでも主体は本人である。その具体的な内容は、本書を通して詳しく述べることとする。

スピリチュアルモデル

次に、「**スピリチュアルモデル**」（「12ステップモデル」）を説明する。これは、「依存症になったことへの責任は大きい」が、「そこからの脱却への責任は小さい」と見る見方である。

このモデルはその名のとおり、自力での小さな計らいはやめて、神やスピリチュアルな力（ハイヤーパワー）を借りてこそ真の「回復」があると見る。そして、そのための方法を12のステップにまとめたため、「12ステップモデル」とも呼ばれている。日本ではなじみにくい考え方かもしれないが、実はほとんどすべての「**自助グループ**」はこの考え方に立脚している。自助グループとは、依存症当事者たちが、お互いに支援しながら自分たちの問題に対処していくことを目指す組織のことである。

その発端は、一九三〇年代のアメリカで、何をしても治らなかった二人のアルコール依存症の男性が立ち上げたものだ。当時、依存症は医師も匙を投げる「難病」であったのである。彼らの取り組みは、教会の支援などを得ながら、「無名のアルコール依存症者たち」（アルコホーリクス・アノニマス、Alcoholics Anonymous：ＡＡ）として発展し、今や世界中にその組織が広がっている。現時点で、世界一八〇か国以上に一〇万以上のグループがあるという。

「無名の」というのは、アルコールをやめたいという願いがありさえすれば、名前を名乗らなくても、誰でも参加できるという意味である。また、上下関係はなく、ＡＡの精神的基盤を共有する仲間という理念も込められている。

もちろん日本にも数多くのＡＡが存在し、ＡＡ日本ゼネラルサービスによれば、六〇〇以上のグループが存在し、五七〇〇人以上のメンバーがいるとのことである。さらに、現在はアルコール依存症だけでなく、薬物依存症、ギャンブル依存症などのグループもあり、最近は性的依存症のグループも立ち上がっている。家族支援のためのグループも数多く活動している。

多くの自助グループのなかでも有名なのは、薬物依存症の自助グループの**ダルク**（Drug Addiction Rehabilitation Center：ＤＡＲＣ）だろう。このグループもまた、当事者の近藤恒夫代表がロイ・アッセンハイマー神父の力を借りて、一九八五年に立ち上げたものであり、今や全国に九五の施設がある。

依存症の問題に自助グループが果たす役割はとてつもなく大きい。先に述べたように、専門家も匙を投げていた時代から、彼らは自分自身の経験を基にアルコールや薬物をやめるためのノウハウを地道に積み上げ、それを仲間たちの支え合いのなかで受け継いできた実績がある。現在、有効とされる治療アプローチも、そのほとんどが当事者たちの叡智を借りたものにすぎないのだ。

認知行動モデル

最後に紹介するのは、「**認知行動モデル**」である。このモデルは、「依存症になったことへの責任は小さい」が、「そこからの脱却への責任は大きい」と見る。

つまり、依存症から脱却するには、仲間や専門家の力を借りながら、本人が最大限の努力を傾けることが必須だとする。「お医者さんに治してもらいましょう」という受け身的な態度ではなく、自分の認知や行動上の問題点を積極的に改め、ライフスタイルを見直すことで、アルコールや薬物などとの関係を断ち切り、本人が望む本人らしい人生を送るために不断のコミットメントをすることが鍵となる。詳細は第10章で説明するが、このときに用いるのは、「**認知行動療法**」と呼ばれる心理療法である。

認知行動療法では、薬物の誘惑を断ち切ったり、「引き金」を回避したりするための、数多くのスキルを学ぶ。つまり、それまで「意志の力」しか頼るものがなかった依存症者に、より効果的な武器をたくさん与えて、自分に合った方法を効率的に選択し、練習しながら、依存症の克服を目指すというものである。

また、依存症につながった「**認知のゆがみ**」を修正したり、ストレスやネガティブな感情を抱いたりしたときも、薬物やアルコールに頼ることなく対処するためのスキルを数多く学ぶ。

依存症が深まるにつれ、その依存対象は生活のあちこちに深く根を下ろすようになっている。

たとえば、重度の薬物依存症者は、寝ても起きても薬物のことを考えているし、お金や時間はほとんど薬物につぎ込んでいる。そして、友達はと言えば、真面目な友達とは疎遠になり、薬物仲間しか周りにいないという状況になっている。楽しいときには薬を使い、悲しいときにも薬を使う。

つまり、**依存症とはライフスタイルの病とも言える**。だとすると、治療の目標は、単に薬物をやめる、アルコールをやめるということでないのは明白である。「ライフスタイル」全体、あるいはこれまでの「生き方」を見直すことによって、アルコールや薬物のない新しい生き方を再構築していく必要がある。認知行動療法で学ぶスキルの多くは、新しい「生き方」のためにも役立つはずである。

認知行動モデルではまた、**依存症は不適切な学習によって獲得された不適応行動だととらえる**。つまり、精神賦活作用のある物質の摂取や繰り返し報酬をもたらす行動によって、普通の生活ではありえないほどの「快」を得たり、日常的なネガティブ感情を手っ取り早く紛らわせたりしたことで、不適切な行動が繰り返し「強化」され、学習されるに至ったというとらえ方である。

したがって、そこからの脱却には、新たな学習によって不適応的な行動を「消去」したり「上書き」したりする必要がある。その作業を系統的に行うのが認知行動療法なのである。

認知行動療法は、依存症の治療に対して、現時点でエビデンスのある唯一の治療法だとされている。先述のように、依存症そのものを治してくれる薬は、残念ながら今のところ存在しない。しかし、悲観するには及ばない。認知行動療法を適切に実施すれば、相当な効果が見込めるのである。

もう一度四つのモデルを振り返る

さて、これまで依存症に対する四つのモデルを紹介した。どのモデルにも一長一短があり、どれが良くてどれが悪いという単純なものではない。ただ確実に言えるのは、どれか一つに固執する見方をしたとき、その弊害が大きくなるということである。

法令に違反しているのであれば、法治国家である以上、何らかの処罰は免れないが、本人の責任を責め立てて、処罰一辺倒では何の解決にもならない。また、病気であることを主張するあまり、本人の責任を軽視することは、相手を一人の人間として尊重していないことにもつながってしまう。

自助グループや認知行動療法は、たしかに効果が認められている。依存症に陥ってしまった自分の弱さを自覚し、信仰やスピリチュアルな力、仲間の力を頼ることも必要だろう。そして、それ以上に自らの意志と責任によって認知行動療法を受け、克服のためのスキルを身につけることが重要だといえる。

とはいえ、それら単独での効果はまだおぼつかないものがある。依存症に伴う離脱症状や心身の障害の治療には、医療の力を適切に借りる必要がある。

したがって、今後依存症に対してわれわれは、「犯罪だ」「病気だ」という単純で狭いものの見方に固執するのではなく、これまで以上にバランスの取れた多様なとらえ方をする必要があるだろう。

それでは次章から「古典的」な依存症と「新しい」依存症、それぞれ代表的な依存症についてみていこう。

第II部　さまざまな依存症

第2章　アルコール依存症

嘘：ほとんどの人は適正な飲酒をしている
真実：日本人の四人に一人は問題飲酒である

アルコール依存症の物語

アルコール依存症を扱った小説や映画には名作が多いと言われるが、たしかにその通りだと思う。

ニコラス・ケイジがアカデミー賞主演男優賞を獲得した「リービング・ラスベガス」は、まさにそのような名作である。ケイジ演じるベンは、ロサンゼルスで映画の仕事をしていたが、アルコールで身を持ち崩し、家族も仕事もすべてを失ってしまった。そして、誰にも邪魔されず飲み続けて死ぬためにラスベガスに赴く。

ラスベガスでは美しい娼婦サラと出会い、惹かれ合うが、ベンはつき合うための条件として、「酒を飲むのを止めるな」と言う。ベンは毎日、ギャンブルをしながら飲み続けるが、サラは彼の飲み方に危機感を感じ、このままでは死んでしまうと思うようになった。しかし、彼を失うことのほうを恐れ、酒を容認するしかなかった。

結局、飲み続けた彼は、悲劇的な結末を迎えるのであるが、人生につまずき酒に依存した男と、人の優しさや愛情に飢え、人に依存したかった女の哀しい物語である。この男女を引きつけたキーワードもさまざまな「依存」であった。

そしてそれが、ギャンブルの街ラスベガスの享楽的な雰囲気のなか、何とも言えない切ないデカダンス漂う物語として描かれる。

わが国のアルコール依存症

厚生労働省が「**健康日本21**」（国民の健康の増進の総合的な推進を図るための基本的な方針）の中で提案する適正飲酒量を紹介すると、ほとんどの人が驚くのだが、それは多くの人にとって予想以上に少ない量であり、日常的に知らず知らずの間に飲み過ぎているからだ。

そこで推奨される適正飲酒量は、純アルコールで一日平均約二〇gである。それを代表的なアルコール飲料ごとに見ると、表2.1のとおりである。こうした基準を守ってはじめて「適正飲

お酒の種類	ビール（中瓶１本 500 mℓ）	清酒（1 合 180 mℓ）	ウイスキー・ブランデー（ダブル 60 mℓ）	焼酎（35 度）（1 合 180 mℓ）	ワイン（1 杯 120 mℓ）
アルコール度数	5%	15%	43%	35%	12%
純アルコール量	20g	22g	20g	50g	12g

表 2.1　適正飲酒量（厚生労働省，2000）

酒」であり、これが守れていないと「問題飲酒」ということになる。

さらに、多量飲酒の基準は、一日平均純アルコール六〇g以上とされており、ビール中瓶三本、日本酒三合、ワインはグラス五杯程度である。

厚生労働省の研究班の調査によれば、日本ではアルコール依存症者は一〇九万人、その疑いのある者は二九四万人、リスクの高い飲酒者一〇三九万人、多量飲酒者九八〇万人とされている。つまり、成人の四人に一人は問題のある飲み方をしているということだ。

そして、どうだろう。思ったより適正飲酒量は少ないのではないだろうか。多量飲酒を長年続けているという人も少なくないのではないだろうか。

危険な飲み方をしているかどうかは、単純に飲酒量だけで決まるのではない。最もよく用いられる簡易診断としては、WHOが開発したアルコール依存症のスクリーニングツール「AUDIT《オーディット》」がある（表2.2）。

質問	0点	1点	2点	3点	4点
1. どれぐらいの頻度でアルコール飲料を飲みますか？	全く飲まない	月1回以下	月2～4回	週2～3回	週4回以上
2. 飲酒時は1日平均して何ドリンク飲みますか？	1–2 (10～20 g)	3–4 (30～40 g)	5–6 (50～60 g)	7–9 (70～90 g)	10以上 (100 g以上)
3. どれぐらいの頻度で一度に6ドリンク以上飲むことがありますか？	なし	月1回未満	月1回	週1回	毎日または、ほとんど毎日
4. 飲み始めたら、飲むのを止められなくなったことが、過去1年でどれくらいの頻度ありますか？	なし	月1回未満	月1回	週1回	毎日または、ほとんど毎日
5. 飲酒のせいで、通常あなたが行うことになっていることを行うことができなかったことが、過去1年でどれくらいの頻度ありますか？	なし	月1回未満	月1回	週1回	毎日または、ほとんど毎日
6. 飲み過ぎた翌朝、アルコールを入れないと動けなかった、ということは過去1年でどれくらいの頻度ですか？	なし	月1回未満	月1回	週1回	毎日または、ほとんど毎日
7. 飲酒後に罪悪感・後ろめたさを感じたり、後悔をしたことが、過去1年でどれくらいの頻度ありますか？	なし	月1回未満	月1回	週1回	毎日または、ほとんど毎日
8. 飲酒翌朝に前夜の行動を思い出せなかったことが、過去1年でどれくらいの頻度ありますか？	なし	月1回未満	月1回	週1回	毎日または、ほとんど毎日
9. あなたの飲酒により、あなた自身や他の人がケガをしたことがありますか？	なし		あるが、1年以上前		ある、過去1年以内に
10. 肉親、親戚、友人、医師、または他の保健従事者が、あなたの飲酒について心配をしたり、飲酒を控えるようにとあなたに薦めたことはありますか？	なし		あるが、1年以上前		ある、過去1年以内に
合計スコアを記入					点

表 2.2　アルコール依存症スクリーニングツール・AUDIT

(Saunders et al., 1993)

これは、飲酒量のほかに、飲酒頻度、量、意図していた以上の飲酒をすること、記憶がなくなるまでの飲酒、飲酒による罪悪感などの項目で査定する。満点が四〇点で、八点以上で問題飲酒、一五点以上で依存症の疑いとされる。

たとえば、週四回ビール大瓶二本ずつ飲み、週に一度は飲みすぎてしまい、記憶をなくすことも月に一―二回あり、そのたびに罪悪感に駆られ、過去一年の間に家族や友人に飲みすぎだと言われたことがあるならば、スコアはすでに二〇点を超え、アルコール依存症の疑いが濃いという判定になる。

アルコール依存症の原因

なぜ人はアルコール依存症になるのだろうか。アルコールを多量に飲む人がすべて依存症になるかというと、もちろんそうではない。そこで複雑な答えが必要となる。それは、何か一つや二つの要因を特定するのではなく、**多種多様なリスク要因の相互作用**によって、アルコール依存症になるという見方である。これはほかのすべての依存症にもあてはまる考え方だ。

第一は、生物学的要因（遺伝的要因）である。体質的に酒が強い人は、酒を多く飲むために、依存症のリスクが高くなる。これ自体は単純な話である。

アルコールに強いか弱いかを決めるのは、体内でアルコールを代謝する際に働くアルコール脱水素酵素やアセトアルデヒド代謝酵素の活性であり、それは遺伝子タイプによって決まる。
低活性型は、アジア人にしか存在しないと言われており、日本人の場合は半数近い人がこのタイプである。このタイプの人々は、まったく酒が飲めないか、飲んでもすぐ気分が悪くなるタイプであるので、当然のことながらアルコール依存症にはなりにくい。

さらに、効率的な代謝は体重にほぼ比例するため、身体の小さな日本人、特に女性はアルコール依存症になりやすい。

ほかにも、さまざまな遺伝子が依存症に関連することが見出されている。アメリカの国立アルコール乱用・アルコール依存症研究所の研究では、依存症への遺伝的要因の寄与率はおよそ四〇―七〇％と見積もられている。とはいえ、「依存症遺伝子」のような単一の遺伝子があるわけではなく、複数の遺伝子や他の生物学的要因が絡み合って影響を及ぼすのである。

たとえば、序章で指摘したとおり、「不安」などのネガティブな感情は依存症との関連が深いが、ささいなことで落ち込んだり、傷ついたり、孤独や不安に過敏な人がいる。このようなネガティブ感情への脆弱性には、生物学的（遺伝的）要因が大きいと言われている。

環境的要因

第二に、環境的なリスク要因がある。まずアルコールへのアクセスのしやすさが挙げられる。

日本のようにアルコールを取り扱うコンビニが至るところにあり、自動販売機さえあちこちにある社会は世界でも稀有である。これはアルコールを入手することへの物理的な障壁が低いということである。

加えて、飲酒に寛容な文化的背景も指摘できる。これは、心理的な障壁の低さである。日本では、仕事帰りのサラリーマンが街角や駅のホームで酔いつぶれている光景は日常的に目にするものだが、欧米ではまず見ることがない。欧米では、アルコールへの遺伝的な強さとともに、飲酒でこのように乱れることを良しとしない文化的な厳格さがあるためだ。

アメリカでは、公共の場所での飲酒は法律違反である。公園で飲酒したり、駅のホームや電車内で缶ビールなどを持っていると、それだけで法律違反になる。

「ドラッグ・マニア」として数々の著作のある青山正明は、「合法的ドラッグ」であるアルコールには手厳しい批判をしている。彼は「日本人の飲酒行動は目にあまるものがある」として、電車の中で大声を上げたり、嘔吐したり、暴力沙汰に及んだりすることを槍玉に挙げて以下のように述べる。

> なぜ警察はああいった精神錯乱者を厳しく取り締まらないのだろう。もし覚醒剤中毒者が同じことをすれば、たちまち御用となり、新聞沙汰になってしまう。が、どういうわけ

か、酔っぱらいは捕まりもしなければ、社会的な非難を受けることもない。それどころか、酒飲みの書いた紀行文を未だに風流と称する馬鹿は多いし、テレビや雑誌では最悪のドラッグであるアルコール飲料の宣伝をガンガン打ち、中毒者をさらに深みにはめるような酒の肴の特集を組んだりしている。

（『危ない薬』）

少々言葉は荒っぽいが、日本社会のアルコールに対する過度な寛容さを一部言いあてている。

心理的要因

第三に、アルコール依存症の原因として、個人的な心理的要因の果たす役割も大きい。序章で述べたように、依存症になりやすい人は、ネガティブな感情への対処レパートリーが非常に少ない。

アルコール依存症になりやすい人は、嫌なことがあると、ほかの対処法がないので、すぐに酒でそれを紛らわそうとする。そして一度、アルコールで不快な感情が紛れると、それは簡単な対処方法として学習され定着し、習慣となってしまう。

ネガティブな気分のとき、われわれは心理的に余裕のない状態となっている。したがって、あれやこれやと対処法を検討したり、骨の折れることで対処したりするのが難しい。そのため、手っ取り早く実行できて、過去にも効果があった方法、つまり飲酒に頼ってしまうのだ。

これを繰り返すうちに、脳のなかでは、ネガティブ感情と飲酒行動が、ペアになって太い水路のように結びつき、それが快感回路とも結び付いて依存症が形成される。

そうすると、ネガティブな感情が「手がかり刺激」「引き金」となり、嫌なことがあると自動的に快感回路のスイッチが押されて、飲酒行動に向かうようになってしまうのである。

もう一つ重要なものは、**「認知のゆがみ」**である。アルコール依存症になりやすい人は、アルコール依存症に特有の「認知のゆがみ」を有している。たとえば、「ストレスを感じると飲むしかない」という認知を有している人は、嫌なことやむしゃくしゃするようなことがあると、酒を飲んでそれを晴らそうとする。「飲まないと一日が終わらない」という認知を有している人は、仕事の終わりや一日の締めくくりには必ず飲酒する。

しかし、言うまでもなく、ストレスの晴らし方は飲酒以外にもたくさんあるし、飲まずにじっとしていても、ひとりでに一日は終わる。このような「認知のゆがみ」はほとんど、無自覚的なもので、その人の生活パターンやライフスタイルに深く染み込んでいる。

飲酒の機能

さらに、「酒は社会の潤滑油」という言葉があるように、「人づき合いには酒が必要だ」という認知の人もいる。あるいは、普段は無口でコミュニケーション下手なのに、酒を飲むと口が滑らかになるような人は、「自分は酒なしでは、人とうまくしゃべれない」という認知を有しているかもしれない。このような人は、アルコールが自分のなかでとても重要な役目を担うようになっている。

これを心理学では、「**機能**」と呼ぶ。つまり、アルコール依存症の人にとって、アルコールは重要な「機能」を果たすものであるため、それに固執してしまう。そして、それを手放すこと、つまり酒をやめることや治療を受けることに対して、大きな不安や恐怖を抱き、激しく抵抗する。

したがって、治療においてはまず、頭ごなしに説教したり批判したりするのではなく、本人にとって、なぜアルコールがそんなに大切なのか、本人にとってどんな「機能」や「役割」を持っていて、何を期待しているのかなどを丁寧に聞くことが何よりも重要になってくる。

それに十分共感したうえで、「その役割はほかの方法でも果たすことができますよ。ストレスがあるときは、お酒よりももっと効果的にそれを晴らすテクニックはあるし、効果的なコミュニケーションのスキルもたくさん学ぶことができますよ。一緒にやってみませんか」という糸口を提供することが大切なのである。

つまり、本人にとって大事な酒を取り上げる代わりに、同じ機能を果たす別のもの（スキルやテクニック）を提供する。これが認知行動療法の基本である。詳しくは第10章で説明する。

過去のトラウマ体験

アルコール依存症になる人は、不遇な子ども時代を送っていたり、過去に何らかのトラウマを抱えている人が多いというのもよく言われることである。これはまた、薬物依存症など他の依存症に関してもあてはまる。

つまり、過去に不幸な体験をしたことによって、生きづらさを抱え続けてしまい、意識的、無意識的にアルコールや薬物によって、それを癒そうとするのである。これを「自己治療仮説」と呼ぶ。

一方、トラウマ体験があっても何の依存症にもなっていない人もまた非常に多い。逆に、何のトラウマ体験もないのに、薬物に依存している人も同じように多い。

これらのことをどう考えればよいのだろうか。結論を先に言うと、過去のトラウマはそれ単独では、依存症の原因とは言えない。依存症のリスクが高くなるのは、そのトラウマに対する対処の仕方に問題があるときである。

たとえば、過去に何らかのトラウマがあったとしても、その後、愛情のある人間関係に恵まれたり、打ち込むことのできる仕事や夢を持つことができたりすると、それらが過去の傷を癒してくれることもある。また、さまざまな対処（コーピング）ができる人は、それによって過去の問題を克服していくことができる。人間にはこのような可塑性や復元力があり、これを**レジリエンス**と呼ぶ。

　しかし、残念ながらトラウマや不幸な体験に対して、支えてくれる人やレジリエンスとなるような「資源」がない場合は、アルコールや薬物で心の平和を求めてしまうことがある。

　このような人々の姿を見て、多くの人は「そんなことは何の解決にもならない」「誰かに相談したり、周りの援助を頼ったりして対処するべきだ」などと思うかもしれない。たしかにそれはその通りである。しかし、そう言って責める前に、一つ考えてほしいことがある。

　実は周囲に助けを求めることは、簡単に見えてとても難しいことである。援助を求めることを「**援助希求性**」と呼ぶが、心理学ではそれがなぜ難しいかを探究する研究もたくさんあるほどだ。

　援助希求性を阻害するものとして挙げられるのには、「自分のことは自分でするべきだ」「人に頼るのは恥ずかしいことだ」などという信念（認知）がある。そもそも「人に助けを求めてもよい」ということに気づかない人もいるし、どのように頼ってよいかわからない人もいる。

　さらに、「周りは敵ばかりで、助けにならない」と思っている人すらいる。

　幼いとき泣いたらすぐに親が駆けつけてくれて助けてもらったこと、ふさぎ込んでいたら友人が悩みを聞いてくれたこと、こうした体験がある人は幸いである。また、周りに頼れる人がいて、困ったときやつらいときは誰かの力を借りようとする考え方ができる人は幸いである。それは当たり前のことではなく、とても恵まれたことなのだ。

まずはそのことに感謝して、そうでない人を嘲笑したり非難したりする前に、こうした現実にも思いを馳せてほしい。彼らにとっては、「つらい」という声を上げることができてはじめて、やっと回復の入り口に立つことができるのである。

アルコールによる問題

アルコールがもたらす問題は多岐にわたっている。それを簡単にまとめたのが、表2.3である。世界では、アルコールによって年三〇〇万人もの人々が亡くなっており、日本では約三万人と見積もられている。特に、働き盛りの人にとっては、アルコールは死亡や障害の最大のリスクとなっている。

一度に大量のアルコールを摂取することで、急性アルコール中毒によって死亡したり、大ケガをしたりすることもあるが、言うまでもなく、最も危険なのは長期間の大量のアルコール摂取によってアルコール依存症になった場合である。依存症になると、多種多様な問題が生じるリスクが極端に大きくなる。結果、アルコール依存症という病気に加えて、多くの心身の障害

身体的障害	精神的障害	社会的問題
肝臓疾患（肝炎、肝硬変など） 膵臓疾患（膵炎） 生活習慣病（高脂血症、糖尿病、痛風、高血圧） 脳血管障害（脳萎縮、脳梗塞） がん（口腔がん、食道がん、大腸がん、肝臓がん） 外傷	アルコール精神病 気分障害（うつ病） 不安障害 睡眠障害 認知症 他の依存症	事故 暴力 DV 借金 仕事上の問題 犯罪 児童虐待 自殺

表 2.3　アルコールによる問題

を抱えてしまうことになる。

残念なことに、ほとんどのアルコール依存症患者は、アルコールに起因する何らかの重大な疾患が出てから初めて病院を受診する。あるいは、暴力沙汰を起こしたとか、逮捕されたとかいう社会的な問題に至って初めて受診する。

しかし、それでは遅い。どんな病気でも同じであるが、一番重要で効果が大きいのは予防である。そのためには、日頃から適正飲酒を心掛けることがその第一である。

さて、アルコールの危険度や害の大きさであるが、それは他の薬物と比べるとどれほどになるのだろうか。

依存性と害の大きさ

アルコールを含め、さまざまな薬物の依存性の強さや害の大きさを比較することは難しい。それは、これらの薬物はみな作用も性質も違うからである。また、人によって使用頻度や期間もさまざまであるからだ。しかし、研究者はいろいろと方法を工夫して、それらを比較しようとしている。

イギリスのナットらは、合法・違法含めて二〇種類の薬物の依存性の強度と害の大きさを数値化し、世界で最も権威がある医学雑誌の一つ『ランセット』に論文を発表した。

図2.1は、縦軸に依存性の強度、横軸に害の大きさを表したものである。どちらも最も大きいのがヘロインであり、ヘロインは最悪の薬物であると言える。依存性がきわめて強いうえ、致死量が少ないので、欧米では過剰摂取による死亡が後を絶たない。

ヘロインの依存性は、最大の三・〇〇である。それに次ぐのがコカインの二・三九、そして第三位はタバコの二・二一である。アルコールは一・九一、覚醒剤は一・六七である。タバコやアルコールの依存性が、他の違法薬物に引けをとらないどころか、大きく凌いでいることに驚かされる。

害についても、同じくナットを中心とする研究者のグループが、より細かく分析している（図2.2）。これは、自分に対する害と他人に対する害を分けて勘案して数値化したものである。二〇種類の代表的な薬物のうち、最も害が大きいのは、何とアルコールであり、数値は七二ポイントとなっている。これは、アルコールの作用だけでなく、アルコールが合法であり、入手しやすいこと、広く用いられていることが大きく影響している。

二番目以下は、ヘロイン（五五ポイント）、クラックコカイン（五四ポイント）、メタンフェ

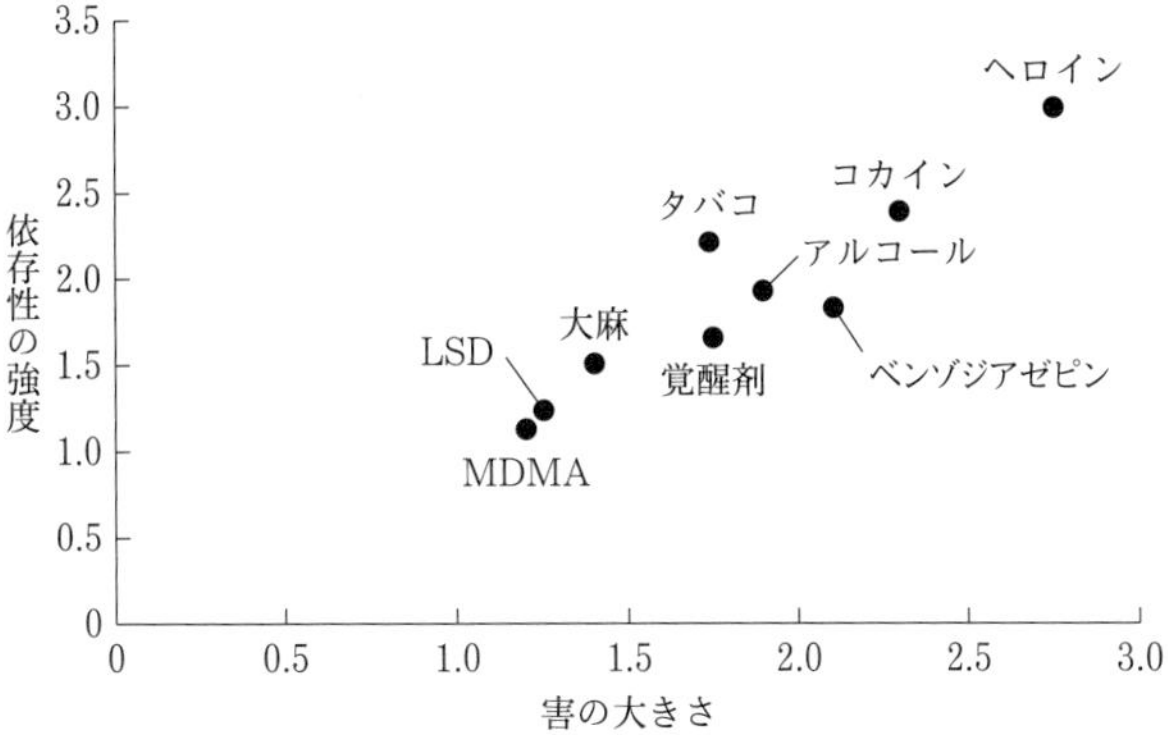

図 2.1　主な薬物の依存性と害の大きさ（Nutt et al., 2007 をもとに作成）

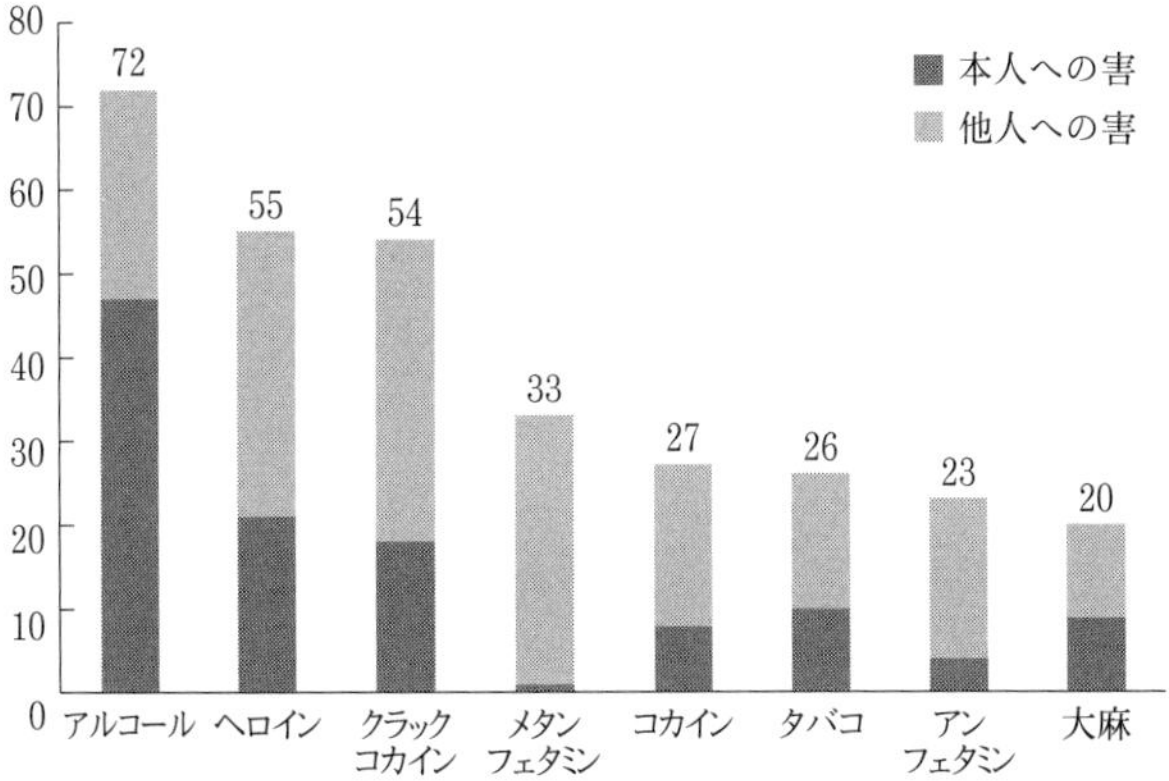

図 2.2　主な薬物の害の大きさ（Nutt et al., 2010 をもとに作成）

タミン（覚醒剤・三三ポイント）、コカイン（二七ポイント）、タバコ（二六ポイント）、アンフェタミン（覚醒剤・二三ポイント）、大麻（二〇ポイント）と続く。

　大麻は害がないなどという根拠のない噂が広がっているが、二〇種類の薬物のなかで、八番目に害が大きいし、使用頻度や期間などによっては一層害が大きくなる。ナットは、この論文のなかで、「スコアが小さいからといって、それは害が小さいという意味ではない。これらのドラッグは、状況によってはすべて害のあるものだ」と警告している。

　害の種類を細かく分けてみると、アルコールは、外傷、犯罪、家族への害、経済的損失が大きく抜きんでている。一方、致死性の害が最も大きいのがヘロインとタバコである。たとえば、わが国のタバコ関連死は、年間二〇万人と見積もられている。

　覚醒剤は、精神的な害が大きく、幻覚妄想状態などを引き起こしやすい。これは覚醒剤精神病と呼ばれる。また、大麻はどの種類の害も平均的に大きい（死亡、精神障害、犯罪、家族問題、経済的損失など）。

アルコールのメリット

　それでは、逆にアルコールにはどんな利点があるのだろうか。昔から「酒は百薬の長」と言われるように、人々はその利点を享受してきた面がある。また、酒は多くの文化を生んできたという歴史もある。

私の好きな漢詩の一つに、王翰《おうかん》の「涼州詞」がある。

葡萄の美酒　夜光の杯
飲まんと欲すれば　琵琶馬上に催す
酔うて沙場に臥すとも　君笑ふこと莫《な》かれ
古来征戦　幾人か回《かえ》る

西域の守備に赴いた兵士が、西域の特産である葡萄酒を、同じく西域産の美しい玉《ぎょく》で作られた夜光杯に注ぎ、砂漠のなかで酒を酌み交わしている様子を詠ったものである。琵琶の音や砂漠の光景などもエキゾチックなイメージをかき立てるが、それとともに明日どうなるかもしれない命という物悲しさが心に刺さってくる。何とも切なく美しい詩である。

この章の冒頭に紹介した「リービング・ラスベガス」もまた、美しく切ない破滅の物語である。ほかにも、酒を好む人もそうでない人も、酒を題材にした音楽、文芸、映画などの愛好者は多いだろうし、酒にさまざまな効能を求める人もいる。

その一方、最近相次いで、少量のアルコールでも健康には害があるという研究結果が発表され続けている。

たとえば、アルコール問題の研究者グループが二〇一八年に『ランセット』に発表した論文では、最も安全な飲酒量のレベルは「ゼロ」、すなわちまったく飲まないことであると結論している。この研究は、世界一九五か国を対象に一九九〇年から二〇一六年までに実施された過去の大規模な研究データを統合したものである。このような研究手法は**メタアナリシス**と呼ばれ、現在のところ最も質の高い信頼の置けるエビデンスを提供する方法である。

もう少し詳しく見ると、心筋梗塞のリスクは少量の飲酒をしている人は小さくなるが、がん（女性では乳がん、男性では口腔がん）は少量でもリスクが高まることが見出されている。もちろん本人の体質や遺伝負因などによっても変わってくるだろうが、結局、飲まないのが一番との結論になるわけである。

ただ、この研究は観察研究であるので、因果関係を言うことはできず、相関関係しかわからないという点にも注意が必要である。すなわち、アルコールが原因で病気のリスクが上がった、下がったとまでは言えず、アルコール摂取量が増えるとリスクも増えるという関連性を指摘しているにすぎないということである。

酒と文化に関しても、手厳しい批判がある。自らもアルコール依存症であったコラムニストの小田嶋隆は、「日本人は酒を飲むことを美化したがる傾向があって、アル中の転落と死を美しく描写する」と述べている（『上を向いてアルコール』）。日本社会の飲酒への寛容すぎる風潮がそこには指摘できる。

さらに小田嶋は、「飲酒という文化的な営為から、アルコールを摂取する以外の意味をはぎ取っていくこと」がアルコール依存症なのだとも述べている。とすると、飲酒文化というものはあるとしても、アルコール依存症となってしまった人にとっては、飲酒はもはや文化でも何でもなくなってしまっているということなのだ。

アルコールと社会

これまで繰り返し指摘してきたとおり、日本社会はアルコールに対して非常に寛容な社会である。これは、薬物に対する態度とは著しい対比を見せるし、日ごとに厳しくなるタバコへの態度と比べても格段の違いがある。

問題飲酒者と呼ばれる人々も、飲酒への寛容さを利用して、さまざまなルール違反を犯している一面がある。街角や公共交通機関などでの暴力や迷惑行為などは、「酒に酔っていて記憶にない」という言い訳がなされることがしばしばである。

また、二日酔いで仕事にならなかったとか、酒で失敗をしたとか、武勇伝のように吹聴したり、笑い話にしたりすることは、日常的に見られる光景である。酒の上でのこれらの行動を格好の良いことのように考える価値観は、いかにも前時代的で、もうそろそろそのような意識自体を変えていかなければならないだろう。

飲酒運転については、一昔前に比べると世間の目も相当厳しくなり、法律も厳格になったが、それでもまだ年間三〇〇〇件以上の飲酒運転による事故が起こっている。

また、近年飛行機のパイロットの「飲酒運転」が繰り返し問題になった。乗務前に平気で飲酒をする姿勢は、多くの人命を危険に晒すという意味で、非常に責任が重い。

このような飲酒に起因する問題を繰り返し起こす人は、ほぼ間違いなくアルコール依存症か問題飲酒者である。二〇〇八年に神奈川県警と久里浜医療センターが行った調査では、飲酒運転で検挙された男性のうち、危険な飲酒の疑いがある者（ＡＵＤＩＴ八点以上）の割合は八四・六％にものぼっていた。しかし、本人はそのようには思っていなかったというのだから困ったものだ。飲酒問題を起こしたパイロットたちも、自分がアルコール依存症やその予備軍だとは夢にも思っていないだろう。

本章の冒頭でも指摘したが、日本人の成人のうち、四人に一人が「多量飲酒」「問題飲酒」の基準を満たすと言われても、どこかで「自分は違う」と思っている人がほとんどであろう。この認識の違いはどこから来るのだろうか。それは先に指摘したように、多くの人は「アルコール依存症」や「問題飲酒者」などと聞くと、ベロンベロンに酔っぱらってくだを巻いたり、手が震えていたりする人の姿を思い浮かべるからである。

たしかにそうした絵に描いたようなアルコール依存症者もいるだろう。しかし、アルコール依存症であっても、問題飲酒者であっても、そのような人はむしろ少数派である。素面《しらふ》のときはきちんとしているが、一旦飲み始めると限度がなくなり、別人のようになる人のほうが多い。

第1章で指摘したように、依存症とはコントロールの障害であり、思っていたより多くの量を飲んでしまうということは、まさに飲酒のコントロールを欠いているということにほかならない。また、飲酒の量や飲酒する日を減らそうと思っても、それが自力でできないこともまた、コントロールの障害だと指摘できる。

車に乗るとわかっていても、これから大事なフライトがあるとわかっていても、飲んでしまうという人は、やはり問題飲酒者だというほかない。

だとすれば、彼らは飲酒をコントロールできないのだから、通り一遍の講話や研修で問題が改善するとは思えない。「アルコール依存症」「問題飲酒」の敷居は思っていたより低いという事実を個人も社会の側もしっかりと認識し、その場しのぎの対策をするのではなく、きちんと専門家を交えた対策をすべきである。

これからのアルコール対策

とはいえ、アルコールの問題で精神科を受診するというのは、相当ハードルが高いに違いない。とすると、医療の提供側にも工夫が求められる。

ＷＨＯの「アルコールの有害な使用を低減するための世界戦略」を受けて、わが国では二〇一三年「**アルコール健康障害対策基本法**」が制定された。これによって、アルコール対策への基本理念や、より総合的なアルコール対策が定められた。そこで定められている「一〇の基本的施策」では、アルコール依存症患者だけでなく、「ローリスク飲酒」「ハイリスク飲酒」などへの対策も示されている。

つまり、従来はアルコール依存症に対する対策に重点が置かれがちであったが、より問題やリスクの小さい人々に対しても、その段階に応じた対策の必要性が認識されるに至ったのである。

この法律の制定には、アルコール問題に携わる多くの人々の尽力があったことは特筆に値する。関連学会など専門家だけでなく、断酒会やアルコール問題を抱えた家族の会からスタートしたＮＰＯ法人ＡＳＫなどの粘り強い尽力と知恵に支えられたものである。

最近はようやく総合病院の中に、飲酒問題外来のような窓口を作る動きが始まっている。これは、主に中程度以上のリスクのある人々、つまりは多量飲酒者や問題飲酒者をターゲットとし、スクリーニングによる問題の早期発見や健康的な飲み方の支援を提供するものである。治療へのアクセスを改善することで物理的な障害を取り払うだけでなく、心理的な抵抗感を弱めながら早期に効果的な対応ができるようになることが期待される。

本人の意識だけでなく、このような社会的な認識や対処も変わらなければ、問題の解決にはほど遠いと言えるだろう。

第3章　ニコチン依存症

嘘：低ニコチンや低タールの軽いタバコや新型タバコは害が少ない
真実：現時点での研究によると、害が少ないとは言えない

山頂の一服

私はときどき山歩きをするのだが、猛暑の都会から離れて夏山を歩くと、麓がうだるように暑くても、山頂では別世界のように爽やかな風が吹き、緑が揺れている。長くてつらい登りの後の達成感と相まって、遠くの峰々を望みながら深呼吸するのは至福の時間だ。

しかし、きれいな空気を思い切り吸い込もうとしたときに、どこからかタバコの煙が漂ってくる——こんな経験をしたのは一度や二度ではない。

似たような体験をしたことがある人も多いはずだ。それと同時に、なぜこんな空気や景色のきれいな所に来てまでタバコを吸うのか、まったくもって理解に苦しむという気持ちになる。

とはいえ、実はこれは不思議なことではない。喫煙者にとっては、当たり前のことなのだ。喫煙者には、タバコの煙を吸う時間こそが至福のひとときであり、山頂にたどり着いた満足感、きれいな景色を目の前にした高揚感、これらは喫煙者にとっても、もちろんすばらしい体験なのだが、これだけでは、何か大事なものが欠けている。それが、山頂での至福の一服。この時間をパーフェクトにするための最大の喜び、それが喫煙なのだ。

他の依存症と同じく、喫煙者の脳はニコチンに乗っ取られており、それがこのような「山頂の一服」といった不可解な行動につながるのであるが、それを明確に示す実験がある。

ドイツ・ハイデルベルク大学の研究者らが喫煙者にさまざまな画像を見せて、脳が何に一番興奮するかを測定したところ、お金よりも、タバコのほうに大きく反応したという。改めてタバコのもつ依存性の強さに愕然とさせられる。

タバコの依存性はヘロインと同程度

タバコの依存性の強さについては、前章でも説明したが、別の実験ではヘロインと同程度であったという知見が得られたものもある。

その実験では、喫煙者、ヘロイン依存者、アルコール依存者一〇〇人ずつに、それぞれの「薬物」をやめることに挑戦してもらい、一年後にどれだけの数の人がやめ続けることができているかを比較した。その結果、アルコール依存者が約四〇人だったのに対し、喫煙者とヘロイン依存者は二〇人ほどしか残らなかった。

タバコは依存性においても、毒性においてもヘロインに引けを取らない。毒性に関して言えば、子どもがタバコを誤飲してしまった場合、たった一本でも死に至ることがある。

また、第4章でも述べるが、別の研究ではヘロイン使用によって依存症となる人の割合は三五%、覚醒剤では二〇%と見積もられているが、タバコでは何と八〇%以上に上る。九〇%以上という研究もある。これは、ニコチンの依存性の高さに加えて、タバコの入手可能性、つまりアクセスのしやすさや、心理的抵抗感の低さが関連している。いずれにしても、ニコチンは現存する薬物のなかで最も依存性の大きな薬物の一つであることは間違いなく、依存性が大きいということは、「はまりやすく、やめにくい」ということになる。

タバコに関する認知のゆがみ

あまりに日常的であるゆえに、タバコについてはその害や依存性の強さが過小評価されていたり、間違った思い込みが蔓延していたりする。

山頂で喫煙する人もそうだが、仕事の合間の休憩時間や食事時間、仕事終わりの飲酒時などに、リラックスするために喫煙するという人は多い。紫煙をくゆらせ、大きく息を吐くとリラックスできると喫煙者は感じている。実際、喫煙者にタバコをやめたくない理由を聞くと、「リラックスできるから」という理由が一番多い。

タバコを吸わない者はいろいろな方法でリラックスしているのに、喫煙者にとっては喫煙が一番のリラックス法となっている。そして、タバコという「リラックスの特効薬」を取り上げられてしまうことに恐怖心すら抱くようになる。

しかし、ニコチンは中枢神経刺激剤であって、むしろリラックス効果とは逆の作用を持つ。喫煙後には血中のコルチゾールというホルモンの濃度が上昇するが、コルチゾールは別名ストレスホルモンとも呼ばれ、身体がストレスを感じているときに分泌される。このとき、血管は収縮し、心拍は高まり、消化は抑制されるなど、身体的にはニコチンによる生理学的ストレス状態に置かれている。

つまり、生理学的に体はストレス状態にあるにもかかわらず、本人は主観的に「リラックスできている」というパラドクスが生じている。これはなぜだろう。

答えは簡単である。喫煙は単に、ニコチンの離脱症状（禁断症状）を緩和しているにすぎないからだ。

仕事中など、しばらくタバコを吸っていないと、イライラや集中困難などのニコチン離脱症状が出現する。そして、喫煙所に行って一服すると、そうした離脱症状が緩和され、主観的には「リラックス」できたと感じるだけなのである。実際は、マイナスがゼロに戻っただけにすぎず、何もリラックスはできていない。

また、喫煙を続けていると、脳内でアセチルコリンという物質が作れなくなってしまう。アセチルコリンはドパミンの分泌を促す作用があるが、それが作れないためイライラして不快な状態になったり、集中力が減退したりする。

しかし、喫煙によってニコチンを供給すると、ニコチンはアセチルコリンと同様の作用をし、ドパミンの分泌を促すため、喫煙によって活力や集中力が戻ったような気になるのである。

自力禁煙の成功率

何年もの間一日に何十本も吸っていたヘビースモーカーが、禁煙外来も頼らず、自力でスッパリ禁煙できたという「逸話」をよく耳にする。もちろんこうした例はあるだろうが、逸話というのはデータではなく、エビデンスにはならない。

似たような逸話には、「うちのおじいちゃんは、ヘビースモーカーだったが八〇歳まで長生きした」などというものもある。

それはそれで結構なことだが、その人にあてはまったことが、自分にもあてはまるとは限らないし、そのような「極端な例外か偶然」を一般化するのは、われわれが陥りやすい代表的な認知のゆがみであり、「**過度の一般化**」と呼ばれる。

宝くじに当たった人の逸話を聞いて、自分もせっせと同じ店で買うというのも同様で、宝くじの当選確率は、飛行機事故に遭う確率よりもはるかに低いという「事実」を無視している。

右に挙げた逸話に関する事実はこうだ。

例外か偶然 ⇓ どこかのヘビースモーカーが自力でやめることができた
事　　実 ⇓ 自力で一年間禁煙できる確率は、五％程度

例外か偶然 ⇓ ヘビースモーカーが八〇歳まで長生きできた
事　　実 ⇓ 喫煙者の平均寿命は約一〇年短い

つまり、事実は残酷で、やめようと思ってもタバコは自力ではやめられず、吸い続けていると一〇年早死にすることになってしまう。したがって、この先のいつかではなくて、「今」が一番よいやめどきということは間違いない。そして、禁煙外来など専門家に頼るのが一番の近道である。

禁煙外来で処方される薬は、前述のアセチルコリン受容体に作用する。アセチルコリン受容

体という「鍵穴」に先回りして入り込み、ニコチンが入らないようにするため、喫煙をしてもニコチンによる「効果」が得られなくなるというものだ。

受動喫煙の害

二〇一六年、国立がん研究センターが、**受動喫煙**のリスクに対するメタアナリシスを発表した。国立がん研究センターは、受動喫煙により肺がんのリスクが約一・三倍上昇するというほぼ「確実」なレベルのエビデンスが見出されたことを報告し、早急な受動喫煙対策が必要と断じている。

一方、それに危機感を抱いた日本たばこ産業（ＪＴ）は、「本研究結果だけをもって、受動喫煙と肺がんの関係が確実になったと結論づけることは、困難である」と批判した。しかし、誰も本研究だけをもってリスクを論じているのではない。メタアナリシスの結果、そう結論づけているということは、これまでの長年にわたる研究の蓄積によって、エビデンスが徐々に確たるものとなっていったということである。

さらにＪＴは、「今回の選択された九つの疫学研究は研究時期や条件も異なり、いずれの研究においても統計学的に有意ではない結果を統合したものです」との批判をしているが、これは、メタアナリシスとは何かをまったく知らないか、知っていても知らないふりをして一般の人を騙そうとしているのか、あきれるほど的外れだ。

まず、九つの研究は恣意的に選択されたわけではない。厳密な基準に従って、バイアスのない方法で多数の研究を厳選して残ったのが、この九つの質の高い研究である。そして、個々の研究結果は、一件を除いてすべて「受動喫煙とがんに関連がある」という結果だった。

さらに、個々の研究結果が有意だったかどうかは、メタアナリシスではさほど問題にならない。害があるという研究もあれば、害がないという研究もあり、害の大きさの程度もさまざまな研究を統合し、それによってより確実なエビデンスを産出することがメタアナリシスの利点であるからだ。そして、その結果有意なリスクが見出されたのであれば、その科学的事実は相当に確度の高いエビデンスだと言えるわけであるから、その結果を謙虚に受け入れるべきである。

ＪＴは「受動喫煙については、周囲の方々、特にたばこを吸われない方々にとっては迷惑なものとなることがあることから、ＪＴは、周囲の方々への気配り、思いやりを示していただけるよう、たばこを吸われる方々にお願いしています」というコメントを出している。それに対して、国立がん研究センターは以下のように再反論している。

受動喫煙は「迷惑」や「気配り、思いやり」の問題ではなく、「健康被害」「他者危害」

の問題である。健康被害・他者危害があるという科学的事実に基づいて、公共の場および職場での喫煙を法律で規制するなど、たばこ規制枠組条約で推奨されている受動喫煙防止策を実施することが必要である。

この意見は、真っ当な科学者の良心の発露であり、科学を軽んじて知を捻じ曲げようとする者への怒りが滲み出ている。

タバコ規制枠組条約

わが国も批准しているＷＨＯの「**たばこ規制枠組条約**」は、受動喫煙の防止を掲げ、そのガイドラインでは「一〇〇％タバコ煙のない法的環境を作り出すべきである」「すべての屋内の職場と公衆の集まる場所は禁煙でなければならない」と明確に述べられている。

この「一〇〇％全面禁煙」という主張に対しては、「極端だ」「ファシズムだ」などという批判がある。しかし、タバコ煙には「ここまでなら安全」という水準はなく、「少しくらいなら安全」とはならないため、全面禁煙にしないと意味がないのである。

二〇二〇年四月、受動喫煙対策の強化を盛り込んだ**改正健康増進法**が施行された。それによって、公共交通機関、学校、病院などが完全禁煙となったほか、飲食店などの屋内原則全面禁煙が規定された。しかし、後者については、喫煙室を設けることなどが認められているうえ、小規模な飲食店はその例外とされているなどいろいろと抜け道が多い。

完全禁煙にすると飲食店などでは売り上げが下がるという意見があるが、これはおかしな話である。完全禁煙になれば、どの店に行っても禁煙なのだから、禁煙だということは喫煙者が店を敬遠する理由にはならない。実際、完全禁煙後も飲食店の売り上げは変わらないというエビデンスはたくさんある。

この条約ではほかにも、学校などでの禁煙教育の推進、タバコの宣伝の禁止、タバコのパッケージデザインの規制（警告表示を面積の五〇％を超えるようにするなど）、タバコの陳列販売の禁止、タバコ価格の値上げなどが規定されている。しかし、日本はその多くに違反している。たとえば、コンビニでタバコがずらりと並んでいる光景は日常的に目にするし、タバコの自販機も至るところに設置されている。

なぜ条約が守られないのか。それは日本に「たばこ事業法」があるからだ。この法律は「我が国たばこ産業の健全な発展を図り、もつて財政収入の安定的確保」を図ることを目的としている。つまり、日本という国は、法律で「たばこ産業の健全な発展」を守り続けているのである。これがタバコ規制を目的とした「たばこ規制枠組条約」と相容れないのは当然のことである。こんなことをいつまで続けるつもりだろうか。

軽いタバコと新型タバコ

禁煙ブームの高まりを受けて、軽いタバコや最近では新型タバコの人気が高まっている。これらのタバコに変えることで、害は減るのだろうか。

まず、軽いタバコであるが、ニコチンやタールの含有量が少ないタバコを吸ったとしても、本数が増えたのでは同じことだし、軽さに満足できず無意識的に深く吸煙するようになると、結局は何も変わらないことになる。事実、喫煙者はニコチンの血中濃度が一定に達して、主観的な満足感が得られるまでニコチンを摂取する（つまり喫煙する）傾向にあり、軽いタバコに乗り換えても、無意識により深く吸引したり、本数を増やしたりして、ニコチン摂取量自体は変わっていないというデータがたくさん見出されている。それどころか、肺の奥深くまで吸煙することが、深刻ながんを引き起こすことにつながることも明らかになっている。

また近年、**新型タバコ**の人気が高まっている。世界では数十億ドルの売り上げに達しており、わが国では二〇一四年に販売が開始された後、今や喫煙者の四人に一人が新型タバコを所有しているそうだ。

アメリカのフィリップモリス社が発売しているアイコスは、現在日本の新型タバコのなかで最も大きなシェアを持っているが（約七〇％）、何と世界シェアの八割が日本で販売されている（一時期は、世界シェアの九六％が日本だった）。つまり、世界約五〇か国で販売されているアイコスであるが、そのほとんどは日本での販売なのだ。

一方、本家のアメリカではどうかというと、何と二〇一九年までアイコスは販売されていなかった。許認可権を持つアメリカ食品医薬品局（ＦＤＡ）が、フィリップモリス社による「アイコスは、通常のタバコ製品に比べ、タバコ関連の疾病リスクが低い」という主張を退け、アメリカ国内でのアイコスの販売を認めない決定をしていたからだ。しかし、ＦＤＡの長官が交替した直後のタイミングで一転、限定つき認可となった。

とはいえ、アイコスが認可された後でも、ＦＤＡは「これらの新型タバコがより安全だというわけではない。あらゆるタバコ製品は、依存性があり有害だ」との姿勢は崩していない。

アイコスは、新型タバコのなかでも「加熱式タバコ」の代表である。加熱式タバコとは、タバコ葉を加熱し、その蒸気を吸引するものである。タバコ葉を燃やしてその煙を吸う従来の紙巻きタバコと比べると、燃やさないのでタールが発生せず、より害が少ないと言われるが、タバコ葉を加熱するため当然ニコチンは含まれている。また、煙や臭いは少ないと宣伝されているが、従来のタバコに比べて少ないというだけで、まったくなくなるわけではない。

別の加熱式タバコとして、ブリティッシュ・アメリカン・タバコ社が販売している「グロー」がある。後塵を拝した感のあるＪＴは、「プルーム・テック」を販売しており、巻き返しを図るためか、価格はアイコスの半分以下に抑えられている。世界中で、タバコの価格を上げることによって禁煙を促進しようとする流れがあり、それは先述の「たばこ規制枠組条約」でも推奨されているが、ＪＴはそれを無視している。

新型タバコの真実

一見、新型タバコは、紙巻きタバコのように白い煙は出さず、臭いも少ないので、周りや喫煙者本人に対する害も少なそうだ。

しかし、メーカーがわざわざ悪い点を宣伝するわけはないし、イメージはしばしば事実と異なる。「新型タバコの真実」についてＷＨＯは、「これまで独立した科学者によって、その害が検証されたことがない」と述べている。「独立した」というのは、「タバコ会社から金をもらっていない」と言い換えてもよい。

現時点でのエビデンスに基づくＷＨＯの結論は明快だ。「これらの製品の宣伝で言われているように、新型タバコの蒸気は単なる水蒸気ではなく、ニコチンのほか数知れない有害物質を含んでいる。若者や胎児を含む非喫煙者や周囲の人々にも、深刻な悪影響を及ぼす」。これが、新型タバコに関する最も中立的な「不都合な真実」と言ってよいだろう。

日本たばこ協会によれば、新型タバコがタバコ全体に占めるシェアは、現在二六％ほどである。ＪＴは二〇二〇年ごろには三〇％を超えると見積っていたが、その手前で足踏みしている現状である。つまり、興味のある層には行き渡ったと考えられる。そうは言っても、喫煙者の約四人に一人は既に新型タバコを用いているということであり、早急にその害について明らかにする必要があるだろう。

この点について、まず明確にしておかねばならない点は、新しく開発されたものであるので、長期間にわたる害に関するデータがないということである。しかし、「だから何も言えない」ということはなく、現時点で得ることのできる最善のエビデンスを基に議論することが、最も合理的かつ妥当な態度であろう。

アイコスの販売元であるフィリップモリスジャパン（ＰＭＪ）は、「有害物質を約九〇％低減している」とその害の小ささをアピールしている。しかし、その有害物質のなかには、なんとニコチンが含まれていない。タバコには二〇〇種類以上の有害化学物質が含まれているが、そのなかでわずか九種類（！）だけ選んで宣伝しているのだ。

このように、ＰＭＪ社のデータは、直接の利害関係者のデータであるので、エビデンスとしての価値は小さい。ほかにも自社に都合の良い方法で測定したデータを、都合の良い方法で提出していると見られても仕方がない（もちろん、そうではないかもしれない）。

より信頼が置ける数少ない第三者機関のデータとして、アメリカの権威ある医学誌『ＪＡＭ

A』に発表されたスイスの大学の研究者らによる研究がある。そこでは、一酸化炭素、クロトンアルデヒドなどの有害物質はたしかに九〇%近く削減されていたが、ホルムアルデヒド、アクロレインなどの有害物質は二〇%ほどしか削減されていないことがわかった。

また、別の研究では、尿中のニコチン代謝物の量は、新型タバコ喫煙者のほうが紙巻きタバコ喫煙者よりも多かったことが見出されている。日本の国立保健医療科学院の研究では、紙巻きタバコ一本から出るニコチンが二一〇〇μg《マイクログラム》だったのに対し、アイコスは一二〇〇μgだった。これを見ると、たしかに検出されるニコチンの量は減っているが、それは約四〇%しか削減されておらず、ニコチン依存性や害は維持されていると言える。発がん性の評価においても、紙巻きタバコに含まれる発がん性物質のほとんどは、加熱式タバコにも含まれていた。さらに、新型タバコには「未知の有害物質」が含まれている可能性が否定できない。

これらの知見を総合すると、新型タバコの害が小さいというタバコ会社の主張からはほど遠い結果であるというのが、現時点での科学的評価である。このようなことから、日本呼吸器学会は、「健康への影響が懸念されることから、推奨できない」との立場を表明している。

科学的に見て、このようなデータがある以上、新型タバコの害が少ないと言い切ることはできず、リスクがある以上、慎重に規制の対象とすることはやむを得ないだろう。

禁煙に役立つか、受動喫煙の心配はないか

新型タバコ支持派の意見として、「禁煙に役立つ」というものがある。

これに関しては、新型タバコに乗り換えた人のほうが、かえって禁煙が困難だったという研究データがある。これは、これまでに世界中で発表された三八の研究データをまとめたメタアナリシスで見出されたデータで、『ランセット』に発表されたものである。そこで明らかになったことは、新型タバコ使用者のほうが、禁煙の成功率が二八％低かったということであった。

わが国でも、国立がん研究センターの調査によって、新型タバコによって禁煙に取り組んだ人は、禁煙外来などその他の方法で取り組んだ人より、禁煙成功率が約四割低いことが見出されている。

つまり、せっかく禁煙しようとした人にとっても、その決意をくじくようなことにつながってしまう危険が大きいということが言えるだろう。

受動喫煙の害はどうなのだろうか。まず、押さえておきたいことは、ＷＨＯを始め、日本の学会等も繰り返し警鐘を鳴らしているように、受動喫煙に「安全なレベルというものはない」ということである。特に、高齢者、子ども、病気を抱えた人々にとっては、少しの受動喫煙でも大きなダメージとなる。

ちょっとだけなら吸ってもよい、ちょっとだけなら人に迷惑をかけてもよい、ということが

許されないのと同じで、受動喫煙に対しては「少しくらいは受忍の範囲である」という主張は社会通念だけでなく、科学的エビデンスからも受け入れられるものではない。

したがって、これまでも「分煙」を進め、受動喫煙はマナーの問題だと主張してきたＪＴに対し、関連する医学会は「屋内完全禁煙」しか安全な方法はないこと、そしてマナーではなく、健康や命の問題であることを繰り返し主張してきた。

ＷＨＯも、新型タバコによる受動喫煙の害は現時点では十分にわかっていないものの、害にさらされる危険性がある以上は、公共の場所での使用を禁止すべきであると明確に述べている。

アイコス（ＩＱＯＳ）とは、I Quit Ordinary Smoking の頭文字を取って命名されたものだが、直訳すると「私は、通常の喫煙をやめる」となる。たしかに、通常の紙巻きタバコの喫煙はやめているかもしれないが、「通常」ではない喫煙行為を続けていることは変わらない。ある意味、正直な命名ではある。しかし、何か開き直っているような感がある。

対立のないタバコ対策

ところで、新型タバコに切り替えた人の多くは、自分自身の健康への害だけでなく、周囲の人への害も少なくしたいという思いがあったに違いない。事実、新型タバコに切り替えた人への調査でも、この二つが理由の第一位と第二位であった。その気持ちは尊重すべきものである。

一方、そうした人たちに対して、「いやいや、新型タバコだって害はいっぱいあるんですよ。何も変わりませんよ」ということを、たとえそれが事実であったとしても、そしてそれが善意からの情報提供であっても、頭ごなしに否定するようなことを言うと、気を悪くするだろうし、反発されることもあるだろう。これは当然の反応である。

責められるべきは、本当のリスクを隠して、ほとんど害がないかのように大々的に宣伝をしてきたタバコ産業のほうである。したがって、新型タバコのリスクを説明するときにも、新型タバコ使用者が責められるように感じるコミュニケーションは避けなければならない。「健康でありたい」「周囲にも迷惑をかけたくない」という気持ちは、新型タバコ使用者も禁煙を推進する専門家も共通しているのに、敵同士のようになってしまうことは悲しむべきことである。

わが国における新型タバコ研究の第一人者である大阪国際がんセンターの田淵貴大医師は、その著『新型タバコの本当のリスク』の中で、「ただタバコが嫌いだから、タバコの害をなくしたいと訴えているわけではない」「人々を幸せにするための第一歩として健康問題の優先課題であるタバコ問題に取り組んできたのだ」と述べている。

すべての人が健康を維持し、幸せな毎日を送ることのできる社会、タバコ対策の目的はそこにあるべきだということは、今更言うまでもないがきわめて大切なことである。

禁煙とはタバコを我慢することではない

本文ではあえて列挙することはしないが、喫煙には表3.1にまとめたように大きな害がある。そして、これまで見たように、ニコチンの依存性は覚醒剤をしのぐほど強力であることもわかっている。さらに、受動喫煙の害は確実なレベルだということも明らかになった。

また、少しでも害を小さくしようと、軽いタバコや新型タバコに変えたとしても、その目的は達せられるとは言えず、新型タバコに関しては未知の害があるかもしれない。

だとすると、害を小さくするには禁煙という方法しか残らないのであるが、禁煙を達成するのはたしかに大変である。しかし、これもまた科学の恩恵によって、以前よりははるかに確実に禁煙が可能になってきている。

つまり、誰もが想像するように、それはつらくて厳しい我慢によって達成するものではないということである。「強い意志に頼る」というのは、第1章で説明した「モラルモデル」の考え方であり、一番古い考え方である。依存症には、医療モデルや認知行動モデルの見方もあったが、その場合は医療や心理療法を活用して依存症の克服を目指すことができる。

医療的アプローチとしては、先に触れたように、禁煙外来における禁煙補助薬を用いた治療がある。これは非常に画期的なことで、ほかの薬物依存症にはまだこのような治療薬が存在しない。

がん	口腔がん、咽頭がん、食道がん、胃がん、結腸がん、直腸がん、膵臓がん、鼻腔がん、肺がん、卵巣がん、腎臓がんなど
循環器疾患	虚血性心疾患、脳梗塞、くも膜下出血、腹部大動脈瘤、閉塞性血栓血管炎（バージャー病）、高血圧性心疾患など
呼吸器疾患	慢性閉塞性肺疾患（COPD）、喫煙関連間質性肺疾患、気腫合併肺線維症、自然気胸、呼吸器感染症など
消化器疾患	逆流性食道炎、胃・十二指腸潰瘍、機能性胃腸症、炎症性腸疾患、急性膵炎、慢性膵炎、慢性肝炎など
その他	糖尿病、慢性腎臓病（CKD）、アレルギー疾患、胎児・新生児異常、歯周病など

表3.1　タバコの害

また、ニコチンパッチなど「**ニコチン置換療法**」と呼ばれる方法もある。これは、ニコチンだけを皮膚から吸収させることで、タールや一酸化炭素など、他の何百種類もの有害物質や発がん物質を摂取することなく、徐々に禁煙できるようにするものである。そして、一定期間が経過したあとは、よりニコチン含有量の少ないパッチを用いて、離脱症状を抑えながら段階的に禁煙へと向かうことができる。

認知行動療法にも禁煙補助薬と同等の効果が認められている。これは、副作用もなく、禁煙補助薬を使うことのできない未成年や妊婦にも活用できる。認知行動療法の詳細は、第10章で説明するが、まずその一番の基本は、身の回りから「喫煙スイッチ」を押してしまうものを遠ざけ、吸いたいという気持ちを未然に防ぐというものである。

たとえば、喫煙道具を捨て、しばらくは酒席を断り、その時間を使ってジムに通ったり、趣味の活動をしたりする。加えて、あらかじめ手首に輪ゴムをつけておいて、吸いたい気持ちになったらすぐに、「輪ゴムパッチン」をして、気持ちをほかに向けるなどの方法もある。

認知行動療法は、ほかにも有益な「禁煙スキル」をまとめて構造化して実施するものである。アメリカ・スタンフォード大学のキレン教授らによるメタアナリシスによると、その治療効果は一年後の禁煙率が約三〇%であるとされており、禁煙補助薬とほぼ同等の効果である。三〇%というと大して大きな数字ではないと思われるだろうが、現時点ではこれ以上の治療法はない。禁煙がいかに難しいかということだ。

しかし、一度の失敗であきらめず、二度三度と繰り返しトライし続けることが重要で、それにつれて治療成績は確実に上がっていく。一般に、禁煙に成功するまでには数回の失敗（再喫煙）があると言われている。

禁煙するつもりがまったくない人

家族や周囲の人に禁煙をしてもらいたいが、肝心の本人にはまったくそのつもりがないというケースも多いだろう。

たとえば、喫煙が元でがんになったとしても、タバコを一向にやめる気にならない人もいる。

このような人たちは、病気の恐ろしさを説いても、説得しても、懇願しても、はたまた脅したりすかしたりしても、まったく聞く耳を持たないのが普通である。それどころか、逆に激しく反論したり、怒りをあらわにしたりすることのほうが多いだろう。

実際のところ、禁煙を勧める人々と喫煙者はしばしば対立する。嫌煙権という言葉があるように、非喫煙者のほうも喫煙者を忌み嫌い、攻撃しようとすることも少なからずある。そうなれば、喫煙者のほうも、タバコのことでとやかく言うなとばかりに攻撃的になる。

最初は「良かれ」という気持ちが発端だったとしても、このような状態になれば、こじれる一方で、双方にとって最悪の結果を招きかねない。

しかし、心理学ではこのような人々へのアプローチの仕方も研究されており、効果的な方法として「**動機づけ面接**」という専門技法が開発されている。

動機づけ面接は、「人は脅しや説得によっては変わらない」という事実に基づいている。そして、新たなコミュニケーション技法を用いて、自分の行動を変える（つまりは禁煙をする、断酒をするなど）ことへのモチベーションのない人に対し、その動機づけを高め、行動変容を図るのが目的である。

動機づけ面接の重要なコミュニケーション技法には、四つある。それぞれの英語の頭文字を取って「**OARS**」と呼ばれている。「OARS」とは何かというと、ボートを漕ぐ「オール」

のことである。そこには、人は急には変われない、オールを漕いでボートをゆっくり進めるような、そのようなゆっくりとした安全なスピードこそが効果的なのだという意味が含まれている。

アルコール依存症のところでも述べたが、依存症の対象となる物質や行動は、本人にとっては重要な「機能」を持っている。アルコール依存症の人が、ストレス解消やコミュニケーション能力向上といった「機能」をアルコールに求めているのと同様に、喫煙者もストレス解消、手持ち無沙汰解消、イライラ解消などの「機能」をタバコに求めている。

その重要な機能を他人から取り上げられることに抵抗するのは、ある意味当然のことである。そこには反発や怒りだけでなく、不安や恐怖がある。

したがって、まずは「**開かれた質問**（Open question）」で、一切の批判や説得を排除して、相手のタバコに対する気持ちや喫煙に求めているものなどを心を開いて尋ねることが出発である。

そして、その気持ちを受け止めて受容し、共感したうえで「**是認**（Affirm）」することが大切だ。

一方、喫煙者もタバコに対する害の認識と健康への不安を持っているのが普通である。タバコをやめられるならやめたいと思う喫煙者は、七割に及ぶというデータもある。

すると、話し合いのなかで、そのような不安や禁煙に対する関心なども現れてくることがある。それについても共感し、「是認」する。ここで焦って「じゃ、タバコをやめたら」などと言うことは禁物だ。

動機づけ面接では、「正したい反射」をぐっと控えるということも強調される。われわれはとかく「良かれ」と思って、「相手を正したい」という気持ちのあまり、説得したり懇願したりしてしまうものだが、「良くなってもらおう」「相手のためになることをしよう」と思わないことが、逆説的ではあるが、良くなってもらううえで一番効果的なのである。

そのような態度で接すると、相手のなかで少しずつ変化が起こる。批判され説得されることへの脅威がないとわかると、本人のなかでタバコを吸い続けていることと、健康不安などの「矛盾」が次第にはっきりと自覚されるようになる。そうしたときは、「**聞き返し**（Reflective listening）」をする。

「たしかにタバコのせいで、最近は階段で息切れがするし、喉も痛い」

〇「息切れや喉の痛み？　それは心配だね」

×「だから言ってるでしょ。タバコやめたほうがいいよ」

このようなコミュニケーションは、たしかにまどろこしいと思われるかもしれない。しかし、急がば回れである。オールを漕ぐようにゆっくりと進んでゆく。

いろいろな話が出たら、それを適宜「要約（Summarize）」して双方で明確化することも大切だ。「聞き返し」や「要約」によって、本人は自分自身が述べた大事な言葉を、人の口からも二度三度と耳にすることになる。この小さな積み重ねが、変化へのモチベーションを徐々に高めていくのである。

動機づけ面接は、訓練を受けた専門家がカウンセリングや治療のなかで用いるほかに、家族が日常生活のなかで用いることもできる。そして、その効果のエビデンスは確実なレベルである。

ただし、ここで言う効果とは、禁煙や断酒などの効果ではない。禁煙をしようという一歩を踏み出すことに対する効果である。しかし、それが非常に難しいのであるから、とても重要な効果であることは間違いない。そして、その後は、禁煙外来や認知行動療法などの治療を受けるようにすればよいのである。

本章の冒頭で山登りの話をしたが、禁煙は険しい山を登るような困難な挑戦であることはたしかである。しかし、一人でがむしゃらに我慢するようなことで達成するものではないことも述べてきた。

山に登るには、地図や山岳ガイドの助けを得て、一番自分に合ったルートを見つけることが良いだろうし、それなりの装備やテクニックが必要である。その一方で、ただ登山口に立てば誰かが上まで連れて行ってくれるというようなものでもない。本人の努力が必要であるが、手を貸してくれる人は大勢いる。

そして、その努力のかいあって山頂にたどり着くことができれば、これまで見えていなかったような清々しい世界が広がっている。そして、そのときにはもう山頂での一服が必要なくなっていることは言うまでもない。

第4章　薬物依存症

嘘：違法薬物を使うと誰でも依存症になる
真実：依存症は薬物と環境との相互作用であり、依存症になるのはほんの一部である

ベトナム戦争とヘロイン依存症

前章で説明したように、あらゆる違法薬物のなかで、依存性や害が最も大きな薬物はヘロインである。ヘロインはまた、過剰摂取による死亡という例が世界では大問題となっている。さらに、離脱症状が激烈なことでも知られている。映画などで薬が切れた薬物依存症者が七転八倒する様子が描かれることがあるが、覚醒剤などではそのようなことは起こらない。あれはヘロイン離脱の描写である。

このようなヘロインであるが、ベトナム戦争では、戦場の恐怖から逃れるために、何万人ものアメリカ軍兵士がヘロインを日常的に使用したと言われている。インドシナ半島の北部山岳

地帯は、かつて「ゴールデン・トライアングル」と呼ばれ、世界最大のケシの産地であり、ヘロインの供給源でもあった。

戦争が終わると、兵士たちは、次々と故郷に帰って行ったわけだが、その後アメリカはヘロイン依存症者であふれかえったかというと、事実はそうでない。戦場でヘロインを使っていた兵士たちの多くは、平和な故郷に戻り、家族に囲まれた生活を取り戻すと、ヘロインのことなどすっかり忘れたように元の生活に戻っていったのである。引き続きヘロイン依存症に悩まされたのは、全体の一二％ほどしかいなかった。

このことは、多くの依存症専門家を驚かせた。あれだけ依存性の強いヘロインを常用していた人々が、何もなかったかのようにヘロイン使用を断ち切れるとは、常識からして考えられないことだったからだ。

しかし、その理由の一端を解明してくれる有名な実験がある。

ラットパーク

ラットパークと呼ばれるその実験では、水が入った二本のボトルを備えつけた檻の中に、ラットを一匹入れる。一方のボトルは普通の水であるが、もう一本にはヘロインと類似した薬物であるモルヒネを溶かしてある。最初ラットは、どちらのボトルからも水を飲むが、すぐにモルヒネ入りの水を選んで飲むようになり、たちまち依存症になってしまった。

今度は同じように二種類のボトルを用意し、それをもっと大きな檻に取りつける。しかし、さっきと違うのは檻の大きさだけではない。檻の中にはほかに、たくさんの遊具を用意し、ここに二〇匹のラットを入れる。すると何が起こったか。

ラットはモルヒネには見向きもせず、餌を食べたり、遊んだり、メスのラットをめぐって喧嘩をしたり、交尾をしたり、こうした仲間との活動に勤しんだ。なかにはモルヒネ入りの水を飲んだラットもいる。しかし、依存症にはならなかった。驚くべきことに、依存症になったラットをこの檻に入れると、このラットも仲間との活動や遊びなどに熱中し、モルヒネに見向きもしなくなった。

この実験で何がわかったか。モルヒネはそれ自体で強力な依存性を持つ薬物であるが、ラットが依存症になってしまうのは、薬物単独の作用だけではなく、そこに孤独や退屈などという環境的要因が加わっていたということだ。

ラットでの実験結果をそのまま人間にもあてはめるのは乱暴であるが、やはり示唆に富む結果であると言える。人間の場合でも、周りの人とのつながりを持ち、自分自身や社会にとって意味のある活動をしている人は、そもそも薬物の誘惑の入り込む余地はないだろうし、万一誘惑があっても、そもそも見向きもしないだろう。

つまり、「依存症（アディクション）」の反対語は、「断薬」でも「強い意志」でもなく、「つながり（コネクション）」だということである。

ベトナム戦争の帰還兵の例に戻ると、彼らは戦場での極限状態からヘロインに手を出したのであるが、帰国するとそこには温かい家庭や友人とのつながり、そして何より平和な日常が待っていた。もはやヘロインの入り込む隙がなかったのである。

薬物依存症の保護要因

アメリカの社会学者ハーシは、「犯罪者がなぜ犯罪に至るのか」ではなく、「われわれのほとんどはなぜ犯罪をしないのか」という問いへの答えを探究した。その結果、彼は人々を犯罪から遠ざける四つの**社会的絆**を導き出した。

それは、①愛着、②忙殺、③投資、④信念である。順に簡単に説明すると、最初の愛着であるが、人間関係や帰属先（学校、会社など）に対する愛着がある人は、その絆が歯止めとなるし、絆が絶たれることを恐れて犯罪をしない。

②と③は相互に関連する。仕事や勉強など、何かに忙殺されている人は、そもそも犯罪をするような時間的余裕はないし、何かの活動に自分の資源（時間、エネルギー、金銭など）を投資している人は、犯罪のような不合理なことはしない。そして最後に「私は犯罪などはしない。

法や規範をきちんと守る」という信念がある人は、その信念のとおり行動し、実際に犯罪などしない。

これらはそのまま違法薬物使用にもあてはまる。また、ラットパークの実験とも重なるところが大きい。大事な家族や仕事があり、毎日仕事や有意義な活動に忙しく、それらに対して、あるいは自分の将来設計や夢に投資している人や、「私は薬物など使わない」という信念を有している人は、違法薬物などには手を出さない。

薬物は、これら「社会的絆」を阻害するものであり、相容れないものだからだ。

逆に考えてみよう。愛着のある人も仲間もなく、毎日暇を持て余している。打ち込めるものもなく、将来設計も持てない。こうした人の心には薬物の誘惑が忍び寄ってくるし、日常的な満たされない感情や不安などネガティブな感情を紛らわせようとして、手っ取り早い「快」を求めて薬物の力を借りようとするかもしれない。

愛着の対象がなく、打ち込める活動もないというのは、まさに「孤独の檻」にいるラットと同じである。

薬物依存症の心理的リスク要因

アルコール依存症の「認知のゆがみ」についてはすでに説明した。アルコールの「効果」に過剰な期待を寄せて、「ストレスを晴らすには飲むしかない」などという過剰な「期待」をすることがその代表的なものである。

もちろん、これは薬物依存症にもあてはまるが、薬物依存症に特に顕著な「認知のゆがみ」はほかにもある。そのなかで近年注目を集めているのが、**時間展望**である。

時間展望とは、個人が時間に対して抱く認知のことをいう。アメリカの心理学者ジンバルドは、時間展望を、過去指向型、現在指向型、未来指向型に分けた。このなかで、現在指向型は薬物使用や犯罪などの逸脱行動との関連が大きいことを指摘した。現在指向型とは、時間展望のスパンが短く、目先のことに価値を置き将来の結果を考慮しないタイプのことである。

さらに、時間展望と関連する認知傾向として、**遅延価値割引**がある。これは、将来の大きな価値（遅延大報酬）よりも、目の前の小さな価値（即時小報酬）に飛びつきやすい傾向をいう。つまり、将来遅れてやって来る大きな価値を割り引いてとらえやすい傾向である。このような認知傾向もまた、薬物依存症、喫煙、非行・犯罪などとの関連が指摘されている。

たとえば、薬物依存症者は、薬物による快楽という目先のことに価値を置き、将来の健康、仕事や人間関係などの大きな価値を割り引いてしまう傾向がある。

これらの認知的傾向もまた、薬物依存症のリスクを高める要因である。

薬物を使うと誰でも依存症になるか

ここで、本章の冒頭に示した薬物依存症についての「嘘」と「真実」に立ち戻ってみよう。すなわち、「違法薬物を使うと誰でも依存症になる」というのは正しいかということである。ベトナム戦争の戦場でヘロインに溺れていた兵士も、帰国すると元の平和な生活に戻り、その多くは依存症にはならなかった。ラットパークのラットも同様である。

違法薬物には、強力な依存性や毒性があることは間違いない。そして、その依存性のせいで依存症になることも事実である。しかし、原因はそれだけではないことをこれまで説明してきた。不幸な生い立ちも原因の一つであるが、それだけではない。愛着や信念などの社会的絆が欠如していることも大きな原因である。遅延価値割引のような認知のゆがみも重要である。こうした複数の原因の相互作用によって、薬物依存症は発展する。

ここでこれまであまり表立っては語られてこなかった「不都合な真実」を紹介しよう。これまで、覚醒剤のような強力な依存性のある薬物は、一度使ったら最後、みな依存症になるかのように言われてきた。

しかし、それは真実ではない。「違法薬物を使うと誰でも依存症になる」わけではないことは、この章ですでに説明してきたとおりであるし、事実研究データを見ると、覚醒剤使用者のうち、覚醒剤依存症になるのは二〇%程度であることがわかっている。ヘロインだと三五%程度、アルコールはわずか四％程度である。そして、最も確率が高いのはタバコで、八〇％以上が依存症になるとされている。

酒を飲んでも、ほとんどの人は、アルコール依存症になるわけではないことは周知の事実である（もっとも、アルコール依存症予備軍の問題の危険性については、すでに強調したとおりである）。

「ダメ。ゼッタイ。」

それでは、なぜ覚醒剤は一度でも手を出すと依存症になると皆思い込んでいるのだろうか。それは、おそらくは薬物防止キャンペーンなどの影響であろう。古くは「覚醒剤やめますか、それとも人間やめますか」、最近では「ダメ。ゼッタイ。」に象徴されるスローガンを聞いたことがない人はいないだろう。

こうしたキャンペーンによって、人々は実際以上に、薬物に対する恐怖感を植えつけられてきたと言ってよい。それには、功罪二つの側面がある。

功としては、日本人は総じて違法薬物への嫌悪感や恐怖感が強く、拒否意識が強い。このような認識を強く持つに至った原因の一つとして、これらのキャンペーンの影響が考えられる。そのため、世界でも違法薬物使用人口が飛びぬけて少ない。これは、世界に誇れる日本の素晴らしさであると言ってよいだろう。

一方、大きな罪もある。それは、薬物に対する恐怖心や嫌悪感が、薬物だけでなく、薬物使用者に対しても向けられるということだ。昨今の芸能人の薬物問題の報道とそれに対する人々の反応を見ればわかるように、薬物使用者には激しいバッシングが浴びせられる。

ワイドショーは、「何年間にもわたって、このような薬物を使っていたのです」などとヒステリックに騒ぎ立て、「こんなに長い間使っていたのだから、相当依存症が進んでいるだろう」などと思い込みで勝手に「診断」をする。さらには、「こんな心の闇が」などと親子関係や生い立ちまでほじくり返す。

薬物問題を考えるとき重要なことは、科学的事実に基づいて、正しく薬物と薬物依存症について理解することである。薬物への嫌悪感を植えつけようとするあまり、誤った知識で「洗脳」することが良いことだとは思えない。違法薬物を使っても必ずしも依存症になるわけではないという真実を知ることによって、薬物使用者に対する危険視やバッシングが緩和されるという望ましい側面があることは間違いない。

もちろん、この「不都合な真実」は、本当に慎重に考えないといけない。なぜなら、「たった二〇%しか依存症にならないのか。ならちょっとやってみよう」という人が出てしまう危険もはらんでいるからだ。

しかし、これらの薬物を用いることによって、三人に一人、ないし五人に一人の割合で依存症になるということは、何も軽い事実ではない。全員がたちまち依存症になるわけではなくても、これは相当に大きな数字であることには変わりがない。

薬物乱用防止のための予防教育は大事である。しかし、薬物の害や怖さを教えるだけの「恐怖メッセージ」に重きを置いた知識教育の効果は限定的である。予防効果が大きい方法は、スキルを中心に組み立てたものだというエビデンスがある。

たとえば、薬を誘われたときに断るスキル、ネガティブな感情への対処スキル、ストレス対処スキルなどを学習させることである。さらに、ハーシが示したような、四つの社会的絆を育てることも有効である。

これらの方法は、「ダメ。ゼッタイ。」一辺倒とは違って、「副作用」があるとも思えない。したがって、今後の薬物予防教育は、誤った事実で洗脳することでいたずらに恐怖心を煽るような方法から、より科学的根拠に導かれた方法へと転換すべきではないだろうか。

薬物の分類

依存性のある薬物は、その作用の違いによって大きく二つに分けることができる。一つは中枢抑制作用であり、もう一つは刺激作用である。俗に「ダウナー」「アッパー」などと呼ぶこともあるが、脳や神経系の働きを抑制するのが「ダウナー」であり、刺激するのが「アッパー」である。
抑制系の薬物を摂取すると、覚醒レベルが下がり、陶酔感を抱き、最後は眠りに落ちる。代表的なものが、ヘロインや大麻である。アルコールは、少量では覚醒作用もあるが、本来は抑制作用のある物質である。酔うと暴力的になったり、口が悪くなったりするのは、アルコールの中枢抑制作用によって、普段は理性で押さえつけていた重しが外れ、内面にあった攻撃性などが露出するためである。そして、もっと飲むと意識がもうろうとし、眠りに落ちる。

刺激系の薬物は、覚醒作用を有し、気持ちをシャキッとさせ、ハイな気分にさせる。文字通り覚醒剤はこのような作用を有する。コカイン、タバコ（ニコチン）、カフェインも中枢刺激剤である。

ほかには、幻覚作用が前面に出やすい薬物もあり、ＬＳＤ、大麻、ＭＤＭＡなどが含まれる。

また、これらの薬物を植物由来の「伝統的な」薬物、化学的に合成された比較的新しい薬物に分ける方法もある。これはまた、それらを規制する条約にも呼応した分類である。植物由来の薬物には、あへん、大麻、ヘロイン、コカインなどがある。これらは、国連の「**麻薬単一条約**」によって世界中で規制されている。なぜ「単一条約」という名称かというと、それまで各国が個別に結んでいた麻薬関係の条約を総括し、一本にまとめたものだからである。

化学的に合成された薬物としては、覚醒剤、ＬＳＤ、ＭＤＭＡなどがある。これらを規制す

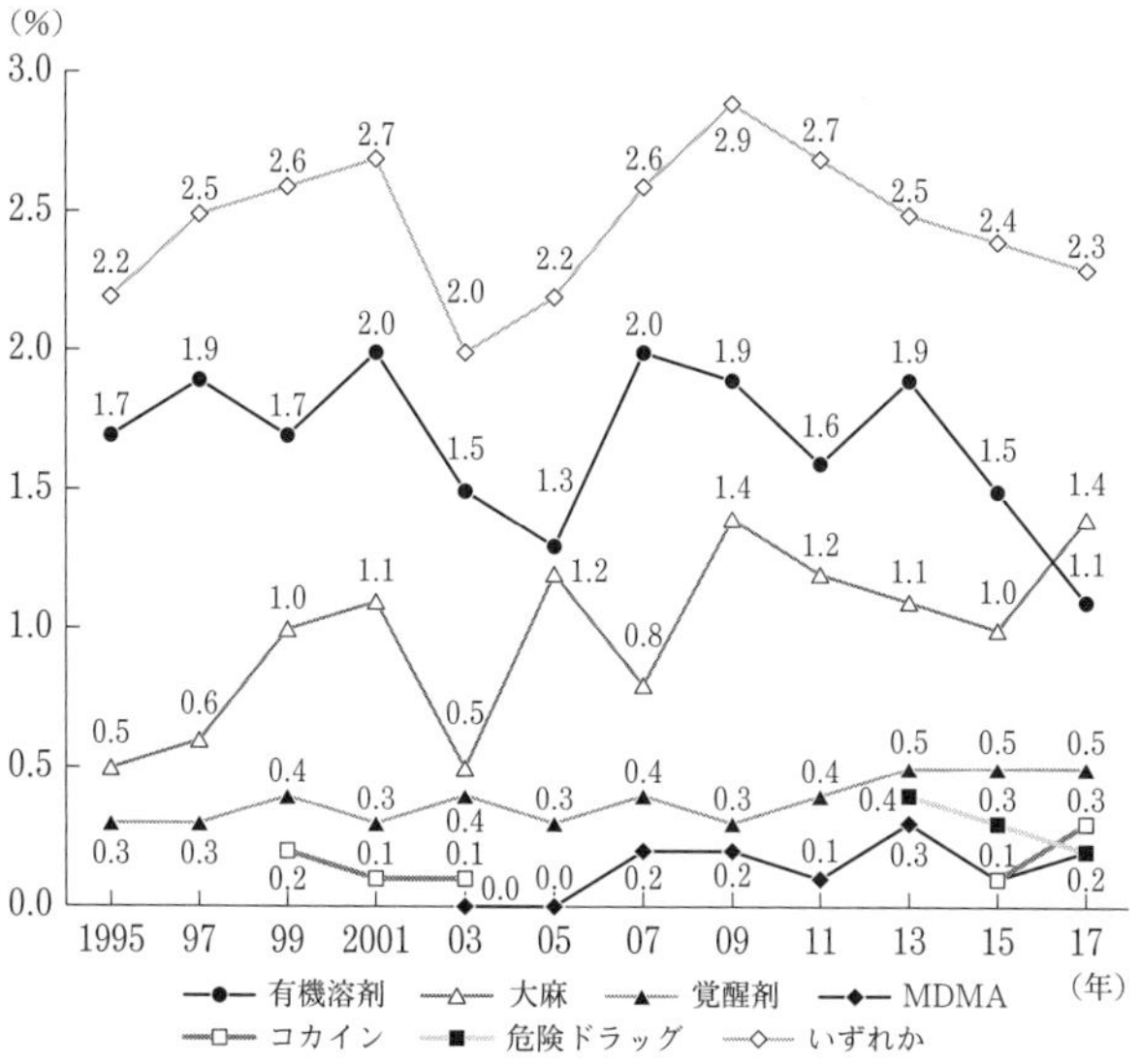

図 4.1　日本国民の薬物生涯経験率の推移（厚生労働省，2017）

る条約は、国連の「**向精神薬条約**」である。

国連薬物犯罪事務所（United Nations Office on Drugs and Crime：UNODC）によれば、世界の違法薬物使用者は二億七一〇〇万人と推計されており、薬物ごとに最も使用人口が多い順に大麻（一億八八〇〇万人）、ヘロインやアヘンなどのオピオイド（五三〇〇万人）、覚醒剤（二九〇〇万人）となっている。

わが国では、違法薬物使用人口は、海外に比べると非常に少なく、公的な統計もないが、厚生労働省研究班の調査では、図4.1のように推計されている。

覚醒剤

覚醒剤は代表的な合成薬物であるが、世界で初めて覚醒剤（メタンフェタミン）を合成したのが日本人だと聞くと驚く人も多いだろう。

東京帝国大学医学部の長井長義教授は、漢方薬の麻黄（エフェドラ）から、喘息の特効薬エフェドリンを合成した。そして一八九三年（明治二六年）に、そのエフェドリンからメタンフェタミンを合成したのである。

長井教授は、日本薬学会の初代会頭を務め、日本薬学の礎を築いた偉人である。東京の渋谷の一等地にある日本薬学会のビルは、「長井記念館」と呼ばれている。元は長井教授の自宅があった場所で、のちに長井家の寄附によって建設されたものである。

彼は当初、この薬物に恐ろしい依存性や毒性があるとは思ってもいなかった。それよりも、気分が爽快になり、集中力や活力がわく夢の薬だと思い込んでいたのである。

覚醒剤は、戦時中はその覚醒作用から「猫目錠」と呼ばれ、軍需工場で夜通し作業をする工員に配給されていた。また、出撃前の特攻隊員に配給されていたということも伝えられている。

そして、戦後には政府の在庫がダブついたため、民間に放出され、一般の薬局で誰もが買える薬「ヒロポン」として人気を博した。元気が出て集中力がつく、今で言うエナジードリンクのような扱いである。

その後、その依存性や毒性が明らかになり、一九五一年（昭和二六年）、覚醒剤取締法によって規制される違法薬物となった。とはいえ、法律が変わったからといって、依存症になってしまった人が、覚醒剤をすぐにやめられるわけがない。当時一六―二五歳の若年層の五％は「ヒロポン中毒」だったという統計がある。そのなかには、有名な作家や芸能人もたくさん含まれていた。

しばらくして、市中の覚醒剤は姿を消したが、一九六〇年代ころから暴力団の資金源として、海外の密輸ルートを通して日本に「逆輸入」される。それが今日まで続いているというわけだ。

世界への拡散

戦後を通して、覚醒剤はわが国においては、問題薬物の筆頭であり続けている。一九九〇年代ころから東南アジアやアメリカ西海岸、オーストラリアなどで、覚醒剤の乱用が突如として増加し、一時は大麻に次いで二番目に使用人口が多い薬物となってしまった。

特に東南アジアでの爆発的とも言える増加はすさまじいものがある。事実、フィリピンなどアジアの一部の国では、覚醒剤を指して「shabu」（シャブ）と呼んでいるほどである。「日本発」の薬物によって、現在世界中が悩まされているという現状をわれわれは知っておかなければならないだろう。

覚醒剤の毒性

覚醒剤の恐ろしいところは、その心身に与える毒性の強さである。これを短期的な害と長期的な害に分けて見ると、短期的な害としては摂取してから間もなく、呼吸や心拍の上昇、瞳孔の散大、体温の上昇などが見られる。そして、食欲が減退し、多弁になったり、不穏状態になったりする。さらに、多幸感を抱いたり、恍惚状態になったりする。なかには、嘔吐、不整脈、呼吸困難、けいれん、錯乱などの状態に陥ることもあり、このようなときは救急外来に運ばれるようなケースもある。

慢性使用に至った場合、長期的な害としては多種多様の深刻な症状が見られる。身体的なものとしては、けいれん発作、脳卒中、心臓発作、腎不全、肝不全などがある。注射器の回し打ちによってＨＩＶ感染症、Ｃ型肝炎など血液を介する感染症に罹患することもある。

覚醒剤で特筆すべきことは、精神毒性の強さである。慢性の不眠、興奮、抑うつ、気分変動、パニック発作、認知機能の障害などに加えて、妄想、幻覚など覚醒剤精神病と呼ばれる状態になってしまうことがある。さらには、自殺、暴力などのリスクも高くなる。

コカイン

覚醒剤と並ぶ中枢刺激剤にコカインがある。これは、南米アンデス地方にしか生えないコカという木の葉から抽出される薬物である。したがって、コカインの「産出国」は、世界広しと言えども、コロンビア、ペルー、ボリビアの三か国しかない。

ペルーの有名な世界遺産マチュピチュの玄関口として名高いインカの古都クスコは、高度約三四〇〇メートルという富士山並みの高地に位置している。

私はかつて、クスコを訪れたことがあるが、ペルーの首都リマから飛行機でクスコに降り立つと、その標高差に軽い頭痛がした。高山病の症状である。リマは海岸に位置しているため、三〇〇〇メートル以上の高度差があるわけである。

ホテルにチェックインしたとき、ウェルカムドリンクとして出されたお茶を飲むと、その味は気が抜けたようなパッとしないものだったが、不思議なことに、さっきまでの頭痛が嘘のようにスーッと消えた。

出されたのは「コカ茶」である。これは、高地に住む人々の知恵である。人々はインカの昔から、コカの葉の効能を知り、それを生活に役立てていたのだ。念のために言っておくと、コカ茶に含まれるコカインはきわめて微量であり、現地では違法ではない。しかし、日本にお土産などで持ち帰ることはできない。

一三―一六世紀に栄えたインカ帝国では、皇帝や僧侶など身分の高い人々がコカを常用していたが、それが次第に一般民衆にも広まっていった。当時の使用法は、コカの葉を噛みタバコのように口の中で咀嚼《そしゃく》するというものだった。インカ帝国を侵略したピサロは、現地の人々がみな、コカの葉を多量に咀嚼しているのを見て驚いたという。

インカ文明では、生贄《いけにえ》の儀式が広く行われていた。その儀式においてもコカが用いられた。インカでは、生贄は生きたまま埋められ、ミイラにされることが多かった。標高六〇〇〇メートルの高地で発掘された少女のミイラは、口にはコカの葉を含み、その髪の毛からも多量のコカインが検出されたという。生贄になる一年以上前から、コカを大量に与えられていたのだそうだ。おそらく恍惚の状態で死を迎えたのではないだろうか。

その後、ヨーロッパに伝えられたコカは、万病に効く薬だとしてもてはやされた。その宣伝に一役買ったのは、フロイトである。彼は長い間、うつ病に悩まされていたが、コカの使用によって劇的に改善し、一八八四年に書かれた『コカについて』という論文でその効果を絶賛している。フロイトは、多くの友人や患者にもコカを勧め処方していたが、その後彼自身、重度のコカイン依存症に苦しむこととなる。

コカインの伝播

南米とも距離的に近いアメリカ南部のジョージア州アトランタでは、フロイトがコカインを絶賛した二年後の一八八六年、コカを用いたリキュールが作られた。これがコカ・コーラの始まりである。その後、アルコールを抜いて炭酸水とコーラ・ナッツという木の実の抽出物などを加え、清涼飲料水として売り出されたが、コカの葉はまだ使われていた。二〇世紀になって、やっとコカの成分が取り除かれたのだという。

アメリカでコカインの乱用が大きな社会問題となり始めたのは、一九七〇年代以降である。悪名高い南米の麻薬カルテルの暗躍によるものである。コカインは南米の組織犯罪の格好の資金源となり、地理的にも地続きであるアメリカが巨大な市場として狙われたのである。

こうして、アメリカではコカインが大きな猛威を振るう薬物となった。日本で覚醒剤が問題となっているのは、かつては国内で製造されていたからであるし、現在は近隣のアジア諸国からの密輸が横行しているためである。

国によって問題となる薬物の種類に違いがあるのは、その国民性と関連があるのではないかという議論がある。たとえば、日本人は勤勉であるから、抑制系の薬物よりも覚醒剤の人気が高いのだとか、アメリカ人は刺激を求めるからコカインの人気が高いのだ、などといった議論であるが、それは後づけの解釈である。一番の理由は、単純であるが入手のしやすさである。

コカインの作用は、覚醒剤と非常によく似ている。意識が清明になり、気分がハイになるような覚醒作用がある。しかし、こうした作用の持続時間は覚醒剤よりはかなり短く、一五—三〇分程度だと言われている。そのため、乱用者は長くコカインの作用を楽しもうとして、頻繁に乱用することになり、依存症が進行してしまう。コカイン乱用による害もまた、覚醒剤とよく似ている。

ヘロイン

史上最悪の薬物ヘロインについては、本書でもこれまで何度も触れてきたが、わが国のニュースなどではあまり耳にしたことがないだろう。それもそのはず、幸いなことに日本での乱用はきわめてめずらしいからだ。

しかし、戦後の一時期には、わが国でもヘロイン乱用が問題になったことがあり、対岸の火事として安心ばかりしてはいられない。それどころか、今ヘロインと同様の作用を持つ薬物の乱用が、北米を中心に大問題となっており、いつそれが日本に波及してくるかわからない。

ヘロインと同じ種類の薬物には、アヘン、モルヒネがあり、これらを総称して「オピオイド」と呼ぶ。アヘンは、ケシ由来の薬物であるが、ケシのことを英語でオピウムと呼ぶ。そこからオピオイドという名称がつけられている。北米で今、大問題となっているのは、処方薬としての合成オピオイドであるが、これについては「おわりに」で触れる。

ケシの花のすぐ下には、「ケシ坊主」と呼ばれるふくらんだ部分がある。その部分に傷を入れると、白い樹液があふれ出す。これを精製したものが、アヘンである。

アヘンの歴史は古く、古代メソポタミア文明のシュメール人はケシを「喜びの植物」と呼んでいたという記録がある。古代エジプト文明でも、パピルスに書かれたアヘンについての文章があるそうだ。

ケシの産地は、西アジアから東南アジアまでの広大な地域であるが、かつてインドシナ半島北側の山岳部に広がっていた悪名高い「ゴールデン・トライアングル」でのケシ栽培は、今はほぼ一掃された。

ケシはやせた土壌や高山地帯でも生育するため、貧しい住民はケシの栽培によって、貴重な現金収入を得ていたのである。国連をはじめとする国際的な支援によって、こうした農家に対して小麦など別の換金作物を奨励することなどが功を奏し、ゴールデン・トライアングルは過去のものとなった。

アヘンをさらに精製して作られた合成薬物がモルヒネである。そして、その作用をさらに高めた合成薬物がヘロインである。一八九八年にヘロインを世界で最初に合成したのは、ドイツを代表する製薬会社バイエルである。アスピリンで有名なあのバイエルである。

ヘロインも覚醒剤と同じように、最初は夢のような万能薬だと考えられていた。そのため、ヘロインは「ヒーロー」の語源であるギリシャ語の「ヘロス」から名づけられた。

しかし、ほどなくその依存性や害が明らかになる。ヘロインで特記すべきは、その身体依存の強さと離脱症状の激しさである。ヘロイン離脱は、「自律神経嵐」とも呼ばれ、激しい嘔吐、筋肉痛などの激痛、鼻漏、悪寒など多種多様の苦痛が押し寄せる。さらに、致死量が少ないため、過剰摂取による死亡に至りやすいきわめて危険な薬物である。

命を守るハーム・リダクション

私は二〇〇一年から二年間、ＵＮＯＤＣのウィーン本部で勤務していた。ＵＮＯＤＣは、世界一五か所に地域事務所があり、違法薬物規制を担当する国連機関である。

そのころ、ヨーロッパ、北米、オセアニアなどでは、ヘロインの過剰摂取による死亡や注射器の回し打ちによる感染症（ＨＩＶ感染症、Ｃ型肝炎）の蔓延などが大問題であった。

ＵＮＯＤＣは、ウィーンの北部、ドナウ川の中州に本拠地があるが、そこから地下鉄で二〇分ほど下ったあたりがウィーンの中心街である。ハプスブルク帝国の栄華を今に伝える壮麗なシュテファン大聖堂から石畳の道を西に歩けば王宮につながり、南に歩けばオペラ座を過ぎて、カールス教会のドームが見えてくる。

カールス教会の周辺は地下鉄の出口から公園になっているが、薄暗くなるとヘロインの売人がたむろしていた。ウィーンは日本と同じくらい治安が良いので、こうした光景は例外的である。しかし、同じドイツ語圏のスイスやドイツでは、もっと深刻なヘロイン問題に悩まされていた。

そのなかで、スイスが初めて非常にドラスティックな政策を打ち出した。それは、政府がヘロイン依存者にヘロインを注射してあげるという政策である。繁華街などの一角に「注射ルーム」を設置し、そこを訪れたヘロイン依存者に無料でヘロインを注射するのである。

日本人が聞くとわけのわからない政策だと思うだろう。私も最初聞いたときは、わけがわからなかった。そこでは「適量」のヘロインを、清潔な注射器を使って注射するので、死亡や感染といった大きな「害」を削減することができる。そうでもしないと過剰摂取や感染病の拡大が収まらないのである。命を守るための苦肉の策であったのだ。このような政策を「害の削減」＝ハーム・リダクションと呼ぶ。

ほかには、より害の小さなメサドンという薬物を処方する「メサドン維持療法」、清潔な注射器や注射針のキットを配布する「注射針・注射器交換プログラム」などがある。さらに、これらを実施する際には、併せて薬物依存症の治療も勧める。

ヘロイン依存症の克服は大変である。それには時間がかかるし、彼らが薬をやめるモチベーションも低いかもしれない。それこそ「ダメ。ゼッタイ。」のように薬物防止キャンペーンをすることはできるだろうが、そんな悠長なことをしているとどんどん人が死んでいくのである。まずは命と健康を守ることを優先した非常に現実的な政策だと言える。

スイスがこの政策を始めたときは、ＵＮＯＤＣは大反対をした。ヘロインは国連条約で規制されている違法薬物だから当然と言えば当然である。しかし、その意に反して、この政策はドイツ、オランダ、オーストラリア、カナダなどにどんどん広がっていった。

平和な日本からすると、遠い外国の話としか思えないかもしれないが、実はお隣の台湾でも同様の政策が取られている。台湾は近年になって中国との交流を拡大しているが、そのなかでそれまで平均して毎年数百人程度であったＨＩＶ感染者が、二〇〇四年には一挙に一五二〇人に増加して初めて一〇〇〇人を超え、二〇〇五年にはなんと三三七八人と倍増した。そして、その大部分が注射によって薬物を摂取する人々（Injecting Drug User：ＩＤＵ）であった。さらに、刑務所では新規受刑者のＨＩＶ感染も激増した。ＩＤＵは、刑務所人口の八〇％を占めていることから考えると、新規受刑者にＨＩＶ感染者が今後一層増加することは、誰の目にも明らかであった。

これらの原因として考えられたのは、中国本土との交流の増加である。大陸との往来が活発になるのは社会的にも経済的にも望ましいことなのかもしれないが、それには負の側面も伴う。つまり、犯罪、薬物、感染症などの「往来」も盛んになるということである。事実、大陸、特に雲南省からヘロインの密輸が激増した。また、台湾での新規ＨＩＶ感染者のウイルスを調べてみると、それまで台湾で見られたタイプとは異なり、雲南で流行しているタイプであることが判明した。

　薬物問題とＨＩＶ問題は、実は根が一つの密接な関係にある。台湾や中国本土で乱用が盛んで一番問題になっている薬物はオピオイドのヘロインやアヘンである。これらの薬物は注射によって摂取されることが多いのであるが、しばしば仲間内で注射針や注射器を共有して回し打ちをする。その際にＨＩＶやＣ型肝炎などの感染症が広がっていくのである。

　事態に驚愕したのは、日本の厚生労働省にあたる台湾衛生福利部に属する疾病管制署（Centers for Disease Control：ＣＤＣ）である。ここは、感染症問題を管轄している。彼らの対応は非常に迅速で、当を得たものであった。彼らはまず、ヘロインとＨＩＶ感染への対処として、同じような問題を経験しているヨーロッパの実践や研究をつぶさに調べ、そこから学ぼうと考えた。ヨーロッパは、ヘロイン問題とＨＩＶ問題には長年悩まされてきており、それに対する対策も十分とはいかないまでも数々の経験と実績がある。

　そこで彼らが決断したのは、ハーム・リダクション戦略を取ることだった。つまり、とにもかくにもＨＩＶ感染の拡大を防止することを最優先課題に掲げ、注射針や注射器、そしてコンドームのセットを配布し、使用済み注射器を安全に回収する方針を取った。さらに、メサドン治療によってヘロイン依存患者に対応することも合わせて行った。中心になったのは、CDC管轄の公立病院である。公立病院が実働部隊として、注射器キットの配布やメサドン治療の最前線となった。その結果、翌年にはHIV感染者が減少に転じ、現在は二〇〇〇人を切るまでになってきている。もちろん、まだ従前のレベルまでにはほど遠いが、中国本土との交流は盛んになる一方であることを考えると、HIVの抑制に成功したと言ってよいだろう。

それでは、なぜCDCは成功したのだろうか。それは、何よりもWHOによっても推奨された「科学的エビデンス」のある対策を迅速に実施したからにほかならない。CDCの取り組みをもう少し細かく見て行くと、まずは二〇〇五年七月、パイロット・プログラムとして、台北・台南の四か所で注射針・注射器交換プログラム（NSP）を開始した。その結果、六か月後、その地点の感染率は上昇したものの、ほかの地点の上昇率よりははるかに緩慢であった。

次に、二〇〇六年には公立病院でのメサドン治療を開始した。当初、ヘロイン使用者は病院に行けば、警察が待ち構えていて逮捕されるのではと怖がっていたが、警察当局とも連携の上、依存症治療を優先し、逮捕をしないよう通達を出すことができた。また、料金は一回わずか、三〇元。ヘロインの三分の一以下であることも、治療へのアクセスを後押しした。

とはいえ、最初から司法当局や警察とは意見が一致したわけではなかった。メサドン自体が台湾では違法薬物であったし、注射器を配布することは薬物使用を奨励するものだと受け止められたからである。ほかにも議会や地方政府、地域住民などからの根強い反対もあった。

　ＣＤＣはそのため、衛生福利部、司法院、警察、地方の公衆衛生当局とのミーティング、説得を重ねた。コミュニティの住民との会合も頻繁に行った。こうして粘り強いコミュニケーションを重ね、科学的なデータに基づいた説明を繰り返し、対策が軌道に乗っていった。現在のところ、一〇〇を超える公立病院でメサドン治療を実施しており、刑務所でも試験的に実施されるようになっている。ＮＳＰも当初の六七か所から一〇〇〇か所にまで拡大している。薬局では、無料で注射キットを配布しているほか、市内の公園や病院には一〇元でキットを購入できる自動販売機が設置されている。また、コンドーム配布は、三〇〇〇か所に及ぶ。台湾はヘルスケアのインフラが整っているため、一度受け入れられると、施策が拡大するのが速かったのである。これは新型コロナウイルス感染症対策でもいかんなく発揮された。

　わが国の場合、何事につけ、とかく啓蒙教育にのみ偏りがちな傾向があるように思える（たとえば、「ダメ。ゼッタイ。」のような）。しかし、台湾の実例から学ぶべきは、教育だけでは不十分、知識と行動は違うということである。したがって、具体的な行動を変えるための方法を教えること（健康を守るための安全な行動、セーフ・セックスの推奨など）が重要である。そのためにはインセンティブを与える必要もある（ＨＩＶスクリーニングを受けたら五〇元のクーポン、メサドン治療の料金をヘロインの価格より安くするなど）。

さらに、台湾の取り組みからわかることは、ハーム・リダクションはわれわれの社会を守ってくれるものであるという事実である。ハーム・リダクションの実践によって、台湾では感染症だけではなく、薬物関連犯罪も減少した。薬物使用者に対する世間の受け止め方も徐々に変わりつつある。つまり、「社会から排除すべき危険な犯罪者」という認識から、「社会が社会復帰に向けてサポートすべき存在」という認識である。台湾での取り組みから学ぶことは多い。

大麻

他の薬物同様、大麻の歴史も古い。古くは紀元前二〇〇〇年のインダス文明のモヘンジョダロ遺跡から大麻使用器具が発掘されたという。日本でも縄文遺跡から大麻の実が発掘されているそうだ。

大麻とは、大麻草というアサ科の植物の葉、花穂などを乾燥させたり、樹脂化したりしたものを吸煙して用いるものだ。マリファナは葉を乾燥させたもので、これをタバコのようにして吸煙する。樹脂化されたものはハシシと呼ばれる。

大麻に含まれる「有効成分」は、テトラヒドロカンナビノール（ＴＨＣ）と呼ばれる物質で、これが脳にあるカンナビノイド受容体に結合することで、幻覚作用や多幸感をもたらす。一時期問題になった「危険ドラッグ」の多くは、合成カンナビノイドを主成分としたものであった。

大麻草は世界中に広く分布しており、日本にも自生している。そのため、世界中で最も広く用いられる違法薬物となっている。二〇〇七年、網走刑務所の構内に大麻が自生しているのが見つかって大騒ぎになるという事件があった。その植物を毎日目にしていた刑務官は、それが大麻だとは気づかず、気づいたのは受刑者だったという笑い話のような顚末だった。

UNODCによれば、世界中で一億八八〇〇万人の大麻使用者がおり、世界人口の二・五％にあたる。これは、コカインやヘロインなど、いわゆるハードドラッグ使用者の一〇倍を超えている。

アメリカは現在一部の州で嗜好目的の大麻使用が合法化されているが、統計では大麻合法化前ですら四〇〇万人近い人が、ほぼ毎日大麻を使用していると回答していた。そして、生涯経験率は四割を超えている。つまり、日本の全人口とほぼ同数の人に大麻使用経験があるということだ。オバマ元大統領も大麻使用歴を告白していた。大麻合法化に伴って、アメリカの大麻使用者は、今後一層増加するだろう。

一方、日本は世界でもめずらしく大麻使用者が少ない国であり、大麻と覚醒剤を合わせても、使用経験者は一八〇万人ほどである。逮捕者については、覚醒剤が毎年一万一〇〇〇人ほどであるのに対し、大麻は二〇〇〇人ほどである。そしてヘロインに至っては一ケタである。

かつて、私はこれを国際学会で発表したとき、会場から「信じられない。嘘をついているか、統計がおかしいかのどちらかだ」と言われたことがある。しかし、何と言われようと日本のこの状況は世界に誇るべきものである。そして、日本がいかにして、薬物乱用の抑制に成功しているか、驚いているだけでなく、世界は日本から学ぶべきである。

大麻と神道

コカがインカの宗教儀式と密接に結び付いていたように、大麻は日本の神道と切り離せない関係にあり、古くから神事に用いられてきた。その薬理作用ゆえか、古来、大麻は神の宿る神聖な植物であるとして注連縄《しめなわ》に用いられたり、その繊維を用いて「麁服《あらたえ》」と呼ばれる布を織り、神々に献上されたりしていた。

神武天皇の命により大麻を司ることになった豪族は忌部《いんべ》氏であり、忌部氏が権勢を誇った徳島県吉野川流域には、大麻に関連する地名が多く残っている。たとえば、鳴門市には大麻《おおあさ》山という山の麓に「大麻比古《おおあさひこ》神社」という由緒正しい神社がある。その神社のすぐそばには、四国八十八か所の一番札所である霊山寺《りょうぜんじ》がある。まさに、四国で一番スピリチュアルな場所だと言えるだろう。

また、そこから吉野川を上流に遡った所には、平成の市町村大合併まで、「麻植《おえ》郡」という地名もあった（現吉野川市）。ここも忌部一族が権勢を振るった地域であったという。

二〇一九年の天皇の代替わりの儀式、大嘗祭の折にも大麻で織った「麁服」が献上された。皇室の伝統に則って、徳島県に住む忌部氏の末裔《まつえい》が大麻を栽培し、山崎忌部神社の巫女が織り上げたものが宮中に献上されたのである。

大麻の規制

このように、われわれ日本人の歴史や文化と古いつながりのある大麻であるが、現在は「**大麻取締法**」で厳しく規制されているし、国連の「麻薬単一条約」によっても規制薬物とされている。この条約は、世界一八五か国で批准されており、国連加盟国のほぼすべてが批准していることになる。

つい最近まで、国連条約に則り、大麻は世界中のほぼすべての国で違法薬物であった。しかし、南米の小国ウルグアイが二〇一三年に世界で初めて、大麻を合法化した。これは、「世界で一番貧しい大統領」として、日本でも有名になった当時のムヒカ大統領の政策である。彼は、大麻を合法化することで、ブラックマーケットを解体し、犯罪組織の弱体化を狙ったのである。

これと前後して、アメリカの四つの州も、大麻の合法化に踏み切った。さらに、二〇一八年カナダが大麻合法化に踏み切った。今のところ、大麻が合法化されているのは、この三国のみである（アメリカ連邦法では違法）。そして、これは言うまでもなく国連条約違反である。

日本では、オランダが古くから大麻を「合法化」しているとの誤解が広まっているが、オランダでは、昔も今も大麻は違法薬物である。あくまでも法律上では違法であり、「合法化」はしていない。

大麻はなぜいけないのか

大麻はなぜ規制されているのだろうか。それは、大麻の依存性や毒性ゆえである。特に、最近の大麻は「品種改良」によって、ＴＨＣの含有量が増えているものがあり、危険性が高まっている。アメリカ麻薬取締局のデータでは、一九九五年に押収された大麻に含まれるＴＨＣの割合は四％弱であったものが、二〇一二年には三倍の約一二％となっている。

大麻に関しては、「タバコよりも害が少ない」という意見もまた広まっているが、そもそも、タバコ自体が害の大きな依存性薬物であるので、タバコと比べること自体がナンセンスである。第2章でさまざまな薬物の害の大きさの比較を紹介した際にも見たように、大麻は依存性も害も大きな薬物であることは間違いない。タバコのように害が非常に大きなものと比べるから、相対的に害が少ないように見えるだけで、それなら同じ葉っぱでもホウレン草やカイワレ大根などと比べてみてはどうだろうか。

大麻の害について、ＷＨＯは急性の害と慢性の害に分けてまとめて報告している。急性の害としては、認知機能の障害（学習、記憶など）、精神運動機能の障害（動作の調整、注意力など）が挙げられている。慢性の害としては、これら認知機能の永続的で深刻な障害、依存症、精神病の悪化、呼吸器の疾患、胎児への害、発がん性などがある。さらに、生殖機能の障害や精神病的症状の発現などを指摘する研究もある。

大麻には害があるだけではなく、依存性もあるため、必然的に反復して長期間の使用となる。そのために、急性の害だけでは終わらず、遅かれ早かれ慢性の害に発展してしまう。

アメリカ国立薬物乱用研究所によると、大麻の依存性に関しては、全般的には使用者の約九％が依存症になると見積もられているが、青年期に使用を開始した場合は一七％にまで跳ね上がる。これは覚醒剤と大差のない数字である。また、よく指摘されることであるが、他のより危険性の大きな薬物へのゲートウェイ・ドラッグとなることも研究によって裏づけられている。

大麻の医療的使用

大麻は害だけでなく、たしかな益もある。たとえば、大麻製剤は、末期がんの疼痛などを抑制する作用がある。また、難病である多発性硬化症やクローン病、難治性てんかん、ＨＩＶ感染症などへのさまざまな効果も報告されている。

ここから医療目的での大麻の使用という議論が出てくる。その際は、大麻草をそのまま用いることもあるが、より注目されているのは、ＴＨＣをはじめとする有効成分（カンナビノイド）を合成、または抽出して薬として利用する方法である。

たとえば、大麻製剤の一つ「サティベックス」は、モルヒネでは効果が得られないタイプのがん性疼痛に効果を発揮し、口腔内にスプレーするだけで投与できるという簡便さも優れている。ほかにも多発性硬化症の疼痛緩和等にも効果がある。サティベックスは日本の製薬会社がアメリカでの独占的販売権を有しているが、日本では販売されていない。日本では医療目的であっても大麻の使用が許されていないからだ。

モルヒネも同じような規制薬物であるが、こちらは日本でもがんの疼痛の緩和などに用いることが可能である。またあまり知られていないが、覚醒剤である「ヒロポン」は今でも医療目的で使用されている。これらの薬物は、医療目的での利用が法律で認められているからだ。

しかし、大麻取締法では、なぜか医療目的での大麻の使用も禁じている（第４条）。これは他の薬物関連法規と比べても明らかにおかしい。

がん性疼痛のような「痛み」は、人間の尊厳までも破壊してしまうものである。末期がんの人が、人間らしく生を全うするために大麻製剤が救いとなるのであれば、それは遊び目的の大麻使用とは分けて考えるべきである。

大麻取締法の陥穽《かんせい》

二〇一六年に注目すべき裁判があった。ある末期がん患者の男性が、大麻に効果があることを知り、治療のために大麻を所持したということで、大麻取締法違反で逮捕されたという事件の裁判である。

被告はこれ以前に、「大麻を医療目的で使用するにはどうすればよいか」と法務省や厚労省に相談したことがあったが、「日本では禁止されている」と木で鼻をくくったような返答だったという。

裁判所は、末期がんである被告に出廷を命じ、何度も裁判に引きずり出した。裁判のなかで被告は、大麻によって症状が劇的に改善されたと述べ、大麻の使用は憲法が保障する「生存権の行使」であると主張した。しかし、彼は判決を待たずに死亡してしまった。

たしかに、彼が行ったのは違法行為だったかもしれない。しかし、自分や自分の家族が、末期がんに侵され、モルヒネでも取れない壮絶な痛みに苦しんでいるとき、そこに救える方法があるのなら、禁じられた薬でも手に入れたいというのは人間として当たり前の心情だろう。それによって誰かに迷惑をかけるわけでもない。

この国は時代遅れの悪法を盾にして、それを絶対に許さない。この状態をいつまで続けるつもりだろうか。

患者の権利と人間の尊厳

「遊び目的」の使用と、「医療目的」の使用とを厳密に区別したうえで、国は時代遅れの「大麻取締法」の改正を真剣に考えるべきときが来ていると思う。

遊び目的も含めて大麻を合法化しているのは世界で三か国のみと紹介したが、医療目的での大麻の使用を認める国は、確実なエビデンスが積み上げられているのと呼応して、ヨーロッパを中心に増加している。たとえば、ヨーロッパでサティベックスが認可されている国は、一七か国に上る。アメリカでも「遊び目的」での合法化に至ったのは現時点で一五州であるのに対し、「医療目的」の使用が認められているのは三六州に及ぶ。

医療を受ける患者の権利を規定した「**リスボン宣言**」では、「良質の医療を受ける権利」「選択の自由の権利」「自己決定の権利」「情報に対する権利」などを規定している。そして、何よりも私が強調したいのは、「尊厳に対する権利」である。そこでは、以下のように規定されている。

・患者は、最新の医学知識に基づき苦痛を緩和される権利を有する

・患者は、人間的な終末期ケアを受ける権利を有し、またできる限り尊厳を保ち、かつ安楽に死を迎えるためのあらゆる可能な助力を与えられる権利を有する

日本では、がんで死亡する人が年間三七万人を超え、三人に一人ががんで亡くなる時代である。いくら治療法が進歩したとはいえ、がんは今なお多くの命を奪い続けている。病気の根絶や不老不死が、叶わない願いであることは誰もがわかっている。しかし、せめて人間らしく、尊厳をもって最期を迎えたいという願いもまた、贅沢で非現実的な願いなのだろうか。

日本人が古の時代から神に捧げてきた不思議な力を持つ植物が、その願いを叶える力を備えているというのなら、それはまさに神からの授かりものなのではないだろうか。

MDMA

ＭＤＭＡは、一九九〇年代から問題になり始めた合成薬物であり、主に錠剤の形で流通している。一時期は、若者が集まるクラブなどでの密売が相当横行していた。

ＭＤＭＡは、日本の法律では、「麻薬及び向精神薬取締法」で規制されているが、化学的に見ると覚醒剤の一種である。ＭＤＭＡとは、「メチレンジオキシメタンフェタミン（Methylene-dioxymethamphetamine）」の頭文字を取ったものであるが、後半の「メタンフェタミン」と

は覚醒剤のことである。しかし、覚醒剤と比べると、精神刺激作用よりもむしろ、幻覚作用が前面に出ることが多く、幻覚剤としてカテゴライズする専門家もいる。これを摂取すると、多幸感や恍惚感が得られることから、別名「エクスタシー」などとも呼ばれる。

ＭＤＭＡの怖いところは、その剤型にある。通常は小さなタブレット（錠剤）であり、コンビニなどで売られているミントの清涼菓子とよく似ている。粉末の薬物を注射するのは、さすがに抵抗感があるという人でも、ミント菓子のようなタブレットであれば、抵抗が非常に小さくなる。

また、売人は繁華街やクラブなどで、「ハイになれるよ」「依存性はないよ」「痩せる薬だよ」などと言葉巧みに若者を狙って声をかけることが多い。特にクラブなどで飲酒していたり、仲間と一緒で気が大きくなっていたりすると、さらに抵抗感が下がる。

さすがに白い粉と注射器を出されると断る人でも、酒に酔って興奮しているときに、小さな錠剤を出されて「害はないよ」などと誘われたら、飲んでしまうかもしれない。このように、薬物密売人は、手を変え品を変え、巧みに人々の心の隙につけ込むのである。

ＵＮＯＤＣの『ワールド・ドラッグ・レポート』によれば、ＭＤＭＡは二〇〇七年をピークに押収量が減り続けていたが、ここ数年また増加傾向にある。特に、オーストラリア、ヨーロッパ、アメリカ、中国での押収が多い。わが国でも若い世代の乱用が懸念されていたが、ひと頃ほどの摘発は見られなくなった。最近の逮捕者は、年間数十人程度で、大麻と比べて二ケタ、覚醒剤とは三ケタも違う。

しかし、だからと言って安心していてはいけない。日本でも一時、ＭＤＭＡの乱用が急増したことがあったし、今後いつそのような事態になるかわからない。そして忘れてはいけないことは、これは覚醒剤の仲間の合成薬物であるということである。どんなに手軽に摂取できたとしても、当然依存性はあるし、害も大きい。「害があるよ」などと言って売りつける売人などそもそもいない。

そして、覚醒剤よりも恐ろしいところは、比較的新しい薬物であるため、長期的な害の大きさや治療法などが十分にわかっていないというところである。また、短期的な害としては、ＭＤＭＡの乱用状況と関連して、アルコールと併用したり、摂取した後にダンスをしたりセックスをしたりすると、急激に体温が上昇して死に至ることがあるということだ。わが国でも、有名芸能人にＭＤＭＡを飲まされた女性が死亡した例がある。

現代になって、ほかにも多くの合成薬物が出現し、まさにイタチごっこのような様相を呈している。さらに、それ自体は違法ではない処方薬の乱用も大きな問題となりつつある。

危険ドラッグが流行したとき、私はそれはある意味、日本人の遵法意識の高さゆえのことだと思った。つまり、欧米とは違って違法薬物に対する抵抗感が強いため、違法薬物使用人口は少ない。しかし、薬物、ドラッグに憧れたり、興味を持っていたりする人は一定数いて、それは日本も例外ではない。そのため、違法薬物には手を出さなかった人も、違法スレスレでグレーゾーンだと聞いて、あっという間に危険ドラッグに手を出してしまう人が急増したのである。処方薬の乱用も同じように説明ができる。

その後、法改正によって危険ドラッグの類を一括して規制できるようになった途端、危険ドラッグ問題は鳴りを潜めた。これもまた、日本人の遵法意識の高さを証明している。

しかし、だとすると行き場を失った「ドラッグ好き」の人々はどうするか。やはり向精神薬やオピオイドなど処方薬に手を出すのではないだろうか。現に、向精神薬のベンゾジアゼピンなどの乱用が大きな問題になっている。今後その乱用のさらなる増加が一番危惧されるところである。

薬物問題への対策については第9章で改めて考えてみたい。

第5章　ギャンブル依存症

嘘：カジノができると、ギャンブル依存症の増加が懸念される
真実：もう日本はすでにギャンブル依存症大国である

新しい依存症

本章では、初めて公式に「行動の依存症」であると認められたギャンブル依存症について見ていこう。

ギャンブル依存症は、かつては「病的賭博」という名称で呼ばれており、「衝動制御障害」というカテゴリーに含まれていた。これは、ギャンブルへの衝動がコントロールできないという、いわば表面的な問題性による分類である。このカテゴリーにはほかに、放火癖、抜毛癖、窃盗癖（クレプトマニア）などが含まれている。

そして、二〇一三年から「**ギャンブル障害**」という名称に変わり、「嗜癖性障害」のカテゴ

リーに含まれることとなった。これによって、「行動の依存症」が初めて公式に認められた。現時点で、行動の依存症として正式に認められているのは、ギャンブル障害とゲーム障害（オンラインゲーム依存症）の二つのみである。

衝動制御障害から、嗜癖性障害になって何が違うのか。まず衝動の制御ができない障害は先述のようにほかにもいくつかある。先に挙げたもののほかには強迫性障害がある。これは、「不合理だとわかっていても手洗いがやめられない」、「戸締りチェックがやめられない」などの症状を有する障害である。これらはすべて、衝動や行動が制御できないという点では同じである。

嗜癖性障害、すなわち依存症だとされるためには、第1章で説明したような報酬系を中心とする脳の機能障害が認められる必要がある。さらに、依存症の症状には、行動の制御ができないことに加えて、耐性、離脱、渇望などがあるが、これらを満たしているかどうかも焦点となる。

さらには、治療方法や予後（障害の経過）などの類似性というのも重要な観点である。ギャンブル障害には、他の依存症と同じく認知行動療法や自助グループが有効である。予後に関しては、やはり再発が多く、慢性の経過をたどりやすいという点も重要な類似点だと言える。

このように、長年の研究によって、ギャンブル障害は、その行動上の特徴と物質依存症の症状の類似性から「行動の依存症」とされるに至ったのである。

ギャンブル障害の事例

ギャンブル障害の重篤な事例を見ると、われわれが思っている以上にその行動上の問題のすさまじいことに驚かされる。

たとえば、作家で精神科医である帚木《ははきぎ》蓬生の『やめられない‥ギャンブル地獄からの生還』から二つの事例を簡略化して紹介する。

四〇代半ばまではごく普通の主婦だったというA子は、二〇代で見合い結婚をし、一男一女に恵まれ幸せな毎日を送っていた。ギャンブルを始めるきっかけとなったのは、健康診断で病気が見つかり、そのストレスをためていたところに、友人に誘われて繁華街のパチンコ店に入ったことだった。

そのとき、三〇〇〇円をすってしまったが「妙な充実感」があったと述べている。それから、ほどなくすると、買い物の帰り道に寄るだけでは物足りず、朝からパチンコ店に直行することもあった。家計は自分で管理していたため、そのほとんどをパチンコにつぎ込むようになったが、それでも足りず、五〇代になった頃には二〇〇〇万円もの借金を作っていた。

このころには、帰りが遅いことなどを家族に怪しまれていたが、とうとう夫に借金の督促状が見つかってしまった。夫は激怒し「死んで保険金で返済しろ」と迫った。A子は平身低頭謝罪し、成人した子どもにも事情を話した。すると、子どもたちは母親をかばい、子どもが貯金から借金を返済してくれたのだという。このときは夫の前で「誓約書」を書くことで収まったが、内心はほっとしながら「これでまたパチンコができる」と思っていたという。

この後、しばらくはパチンコを我慢できたが、それは二か月しかもたなかった。パチンコを再開したときの気持ちをA子は、「あの独特の臭いとやかましさ、ギラギラとした光のなかに身を置いたとき、何故か、それまでのムシャクシャしたものが、すうっと消える思いがしました。やっぱり自分に合った場所はここだと、心の底から感じたのです」（前掲書）と述懐している。

しかも、借金がなくなったので、新たに借金を始めることにも抵抗がなくなっていた。六社から借金をしたがそれでも足りず、母からもらった着物などを平気で質に入れた。本人は借金の総額がいくらに膨らんでいるのか、怖くて考えないようにしていたというが、その一方で「なんとかなる」「パチンコで勝てばよい」と考えていたという。

そのうち、子どもが結婚することになり、親子で結婚式の費用を出し合うことになった。しかし、こともあろうに子どもから振り込まれた結婚式費用を引き出して、パチンコにすべて使ってしまったのだ。この頃には、借金の総額は二〇〇〇万円まで膨らんでいた。

いよいよ窮地に陥ったA子は、両親に嘘をついて金を無心し、年老いた親から金を工面してもらう。その金で結婚式費用の穴埋めをしたが、一部は懐に入れた。結婚式はどうにか済ませることができたが、その翌日「子どもの結婚祝いだ」と言い訳をして、懐に隠しておいた金でまたパチンコを始めてしまったのだ。

結局は、それを夫に見つかり、家を追い出されたところで子どもにすがって、病院を受診することになる。

B子の事例

短大のころ、兄に連れられて初めてパチンコをしたB子は、最初はパチンコ店の騒音やタバコ臭さが嫌で、早く帰りたかったという。しかし、ビギナーズラックなのか、いつの間にかみるみる玉が溢れてきて、その日は大勝ちした。すると不思議なもので、騒音やタバコの臭いも快感に変わったという。

そこからの転落は早かった。恋人とのデートや学校の授業の時間さえももったいなく感じ、パチンコ店に入り浸るようになった。休日は、当然のように朝から丸一日パチンコ店で過ごし、化粧もしなくなり、服は一週間同じものを着ていても平気、下着は穴の開いたものをはくという生活だった。

不思議と短大は卒業できたものの、そのころは二〇〇万円を超える借金ができていた。それでも「何とかなるさ」「明日は勝てる」と誤魔化してパチンコを続けていた。もちろん、何とかなるわけはなく、ふくらむ借金に窮して、何と母親が大事にしていた指輪を盗んで質屋に持って行ったり、祖母の形見の品を現金に替えるなどということをするまでになってしまった。

そのうち見合い話が持ち上がり、そのときになって初めて両親に借金のことを告白したが、パチンコでできた借金だとは言わなかった。そして、その借金は父親が一括で返済してくれた。

結婚してからもパチンコは続き、妊娠した後も、大きなお腹を抱えながらパチンコ店通いを続けた。臨月までパチンコをして、産後二か月でまた再開したので、やめていた期間はわずか三か月。乳飲み子を抱きながらパチンコを打っていたという。

そのうち、子どもをあやしながらパチンコをするのが面倒になり、子どもを車の中に置いたままパチンコに熱中していたところ、車内でぐったりした子どもを見つけた人が警察に通報した。幸い子どもの命には別条はなかったが、これをきっかけに依存症の専門病院につながった。

こうした事例を見るにつけ、やはりこれは意志だけでどうにかなるものではないということをあらためて実感させられるのである。

他の依存症と同じく、ギャンブル行動に対するコントロールを完全に喪失しており、ひどいときはギャンブルなどやりたくない、もうたくさんだと心から思っていても、その行動に歯止めが利かなくなる。そして、家族よりも、仕事よりも、そして自分の人生よりも、ギャンブルを求めるようになってしまうのである。

ギャンブル依存症の実態

わが国にはギャンブル依存症の人はどれくらいいるのだろうか。これまで何度か全国的な調査が行われてきた。最新調査によれば、わが国のギャンブル障害の生涯有病率は三・六％となっている。これは、生涯に一度でもギャンブル障害との診断を受けた（あるいはそう診断されうる状態にあった）人の割合を表しているが、データのある国のなかでは、何と世界一である。

一方、海外では多い順に、エストニア（二・四％）、アメリカ（一・九％）、オランダ（一・九％）。逆に少ない国は、ドイツ（〇・二％）、デンマーク（〇・五％）、イギリス（〇・八％）などとなっている。

しかし、この数字にはすでに回復した人も含まれているため、より現在の状況を正確に表す数字として、一年有病率というものがある。これは、過去一年間にギャンブル障害であったかどうかを示すもので、より実態を反映していると考えられる。それによると、調査対象国のうち最も一年有病率が高かったのは、フィンランド（一・〇％）、それに次いでスウェーデン

（〇・九%）、そして日本（〇・九%）であった。これを見ても、日本が残念ながら「ギャンブル依存症大国」であるという実情は変わらない。

薬物依存症に関しては、世界でも優等生である日本人が、なぜギャンブルにはこうもはまってしまっているのだろうか。

それは、やはり他の依存症と同じく、アクセスのしやすさが第一の理由である。海外では、ギャンブルというとカジノであるが、カジノはわざわざ旅行で出かけるような場所にしかない。たとえば、ラスベガスは砂漠のど真ん中に位置し、近隣の大都市ロサンゼルスからは飛行機で一時間、車で四―五時間の場所にある。

翻ってわが国はどうだろうか。言うまでもなく、わが国で最も人気のあるギャンブルはパチンコやスロットである。パチンコ店に飛行機で行く人はいない。休日にふらっと立ち寄ることのできる駅前や繁華街、幹線道路脇には必ずパチンコ店がある。

日本のギャンブル産業の市場規模を見ると、年商三〇兆円と言われている。これはトヨタ自動車の年商に匹敵する規模である。日本で年商三〇兆を超えたことのある企業は、トヨタのほかにはまだ存在せず、トヨタは世界ランキングでも、あのアマゾンやアップルを押さえて一〇位にランクインしている。その世界のトヨタとも肩を並べる売上高を上げているのだ。

そしてその内訳をみると、言うまでもなく、パチンコ・スロットが筆頭であり、二四兆円である。ギャンブル産業全体の八〇%を占め、二位の中央競馬三兆円を大きく引き離している。一方、アメリカのカジノの総収益は三兆五〇〇〇億円ほどである。日本のギャンブル産業の一〇分の一にすぎない。

二〇一六年にいわゆる「**統合型リゾート（IR）推進法**」が施行され、日本にもカジノ設置が認められることとなった。本章の冒頭「嘘と真実」のところに記したように、これによって「日本もついにギャンブル依存症大国になるのか」という議論が巻き起こった。しかし、カジノができようとできまいと、日本はすでに世界に冠たるギャンブル依存症大国なのである。

もちろん、これ以上ギャンブル施設が増えないに越したことはない。しかし、ギャンブル依存症について議論をするならば、まず何よりこの現状をどうにかしないといけないことは明白だ。

ギャンブルに対する認知

ギャンブルへのアクセスと並んで重要なのは、ギャンブルに対する認知、つまり受け止め方である。

ギャンブルにはまる人は、「ギャンブルは良いもの」「一攫千金も夢ではない」「ギャンブルをすれば嫌なことが忘れられる」などというポジティブな認知を有している。これが、ギャンブル行動を強く後押しする。

このことは、新型コロナウイルス感染症蔓延による「緊急事態宣言下」でのパチンコ店での行列を思い出せば、その一端が非常によくわかる。

緊急事態宣言とパチンコ

新型コロナウイルス感染症による「緊急事態宣言」が出されたさなか、パチンコ店に行列する人々が大きなバッシングを受けた。「皆が我慢して自粛をしているときに、不要不急なのになぜパチンコ店に行列を作るのか」「パチンコ店でクラスターが発生したらどうするのか」などがその理由であった。

大阪や東京では、知事が要請に応じないパチンコ店の店名を公表して、あたかも「吊し上げ」をするような事態にまで至った。

人々の怒りや不安はよく理解できる。パチンコ店のほうも、国が一丸となって感染症に立ち向かおうというときに、それに反するような行動を取って、わざわざ人々の怒りを買うようなことをしなくてもよかったのではないかとも思う。

あのときパチンコ店に並んだ人のすべてがギャンブル依存症であったとは思わないが、ギャンブル依存症の人々は、感染症への不安やストレスが募るなかで、やはりそれを晴らす手段として、パチンコしかなかったという現実にも目を向けたい。テレビのインタビューで、客の一人は、「だってストレスが溜まったら、パチンコくらいしかするものがないでしょう」と答えていた。これが彼の「認知のゆがみ」である。

別にパチンコをしなくても、ストレスを晴らす方法はいくらでもある。これが一般的な認知だとすると、「パチンコしかない」という認知は相当ゆがんでいる。しかし、自分ではそれに気づかない。そして、それがパチンコをする「正当な理由」であると考えるため、疑いもなくパチンコ店に並ぶ。批判するほうがおかしいとでも言いたげな様子であった。

その一方、ある会社の調査によれば、緊急事態宣言下でパチンコ店に行った人の割合は、わずか二・二％であった。一方、それを「良くないと思う」と答えた人は、八四・二％にも及んだ。

あのときに国中で起こったパチンコバッシングは、一つはその後次々と問題になった「自粛警察」のような、不安に駆られた人々の感情的な攻撃の発露だったとも解することができる。そして、もう一つは、他の依存症と同じく、ギャンブル依存症の人々に対する差別や敵意のような感情の発露でもあったように思う。

そして、残念なことに、元々あった偏見や差別が、この事態によってますます強固なものになったようだ。緊急事態宣言発令中にわざわざパチンコ店に並ぶという行動はたしかに褒められたものではないが、追い詰めれば追い詰めるほど、相手は反感を強め、ますます両者の溝は大きくなる。

これまで何度も強調したように、依存症者を社会から排除し、孤立させてしまえば、状況はますます悪化する。必要なことは、バッシングや対立ではなく、依存症というものへの理解とサポートである。

ギャンブラーの誤謬

これまで述べてきたように、ギャンブル依存症の人々の認知のゆがみには相当なものがある。A子の事例では、莫大な借金を作っているにもかかわらず、何の根拠もなく「どうにかなる」と思ったり、ギャンブルで負け続けているから借金ができているのに、「ギャンブルで返済できる」と考えたりするのは、普通に考えて病的な認知である。

ギャンブラーには特有の認知のゆがみがあると言われている。なかでも、「**ギャンブラーの誤謬**」は代表的なものである。単純なサイコロを使ったギャンブルを例に取ってみよう。この例ではイカサマなしで、偶数の目が出ると当たり、奇数が外れだとする。

最初の三回、立て続けに外れの奇数の目が出てしまったとする。このとき、次に偶数が出る確率はどうだろうか。ギャンブラーは、三回も連続で奇数なのだから、次は偶数が出る確率が

認知のゆがみ	例
コントロール可能性の錯覚	ゲン担ぎ、まじないなどによって、ギャンブルの勝ち負けをコントロールできると思っている。「この服を着ていくと縁起がいい」
予測可能性の錯覚	前兆、虫の知らせ、直観などからギャンブルの勝ち負けが予測できると信じている。「今日は何だか勝てるような気がする」
ギャンブルスキルの過大評価	自分のスキルは他人より優れていると思い込んでいる。
解釈バイアス	大きな負けにもかかわらず、その理由をゆがめて考える。「これまでの負けは、勝つためのよい経験だ」
選択的記憶	負けたことより、勝ったことのほうをよく覚えている。
関連性の錯誤	勝ち負けとは関係のないものに、関係があると思い込む。「今日は雨だから負けた」

表 5.1　ギャンブラーの「認知のゆがみ」

高くなっていると読んで、大金を賭けてしまう。

　これがギャンブラーの誤謬である。サイコロを振って、偶数が出る確率は二分の一、奇数も二分の一である。毎回どの目が出るかは前後に何の目が出たかとはまったく無関係である。つまり各回のサイコロの目の出方は、独立した事象である。したがって、その前に何が出ようとも、偶数の目が出る確率は二分の一で一定である。奇数が何回続こうと関係ない。

　このほかにもギャンブラーには数多くの認知のゆがみがある。代表的なギャンブラーの認知のゆがみを表5.1にまとめた。たとえば、「ゲン担ぎ」である。パチンコ店で、以前にこの台で勝ったからこの台は縁起がいいと考えたり、赤い服を着ていたときに大勝ちしたから今日も赤い服を着て行こうなどと考えたりすることがある。しかし、多くの場合それらはまったくの偶然に過ぎない。

大王製紙の井川意高《もとたか》元会長は、海外のカジノでバカラ賭博などに使用するため、子会社から何と一〇六億八〇〇〇万円もの資金を借り入れたことが発覚し、懲役四年の実刑となった。その著『熔ける』を読むと、今でもなお大きな認知のゆがみから解放されていないのではないかと心配になる。たとえば、以下のような記載がある。

> バカラを支配するのは「揺らぎの法則」だという説は、私も皮膚感覚から正しいと感じている。そうでなければ、たった二～三日カジノでプレイしただけで一二億円、一五億円、さらには二〇億円という途方もない金額のチップを積めるはずがない。逆に、テーブルの上にある二〇億円をすべて失ってしまうのも「揺らぎの法則」のなせる業だ。（中略）
> 神のみぞ知る「揺らぎの法則」を、なんとか自分のものとして支配したい。私は不遜にも、人間界から天界の領域に土足で踏みこもうとしていたのだ。

これは典型的なギャンブラーの「認知のゆがみ」の一つ「**コントロール可能性の錯覚**」であ

る。神のみぞ知る「揺らぎの法則」などというものは存在しない。あるのは、カジノ側の人為的な操作だけであり、それに乗せられているだけだ。ありもしない「揺らぎの法則」などというものを手に入れようとして、ギャンブルをコントロールできるという可能性を信じ込んでしまうところに、「認知のゆがみ」がある。

そもそもバカラ賭博で勝てると思っていること自体が、認知のゆがみである。なぜなら、バカラとはイタリア語で「破滅」という意味だからである。

作られたギャンブル依存症

ギャンブル依存症は、「作られた依存症」であるという側面にも留意する必要がある。それは、ギャンブル施設やギャンブル機器などが、依存症になりやすいように巧妙に作られているという意味である。

そこには多くのデータに基づいて、人を興奮させる工夫、負けを目立たなくする工夫、勝ちに固執させるような工夫などが、巧妙にデザインされている。

まずは、その施設の特徴であるが、パチンコ店であろうがカジノであろうが、きらびやかな電飾と大音響、これは共通している。こうした舞台装置に迎えられ、ギャンブラーは否が応でも興奮状態になる。また、かつて勝ったときの興奮と、こうした騒々しい刺激が結びついて記憶されているため、無意識的にそのときの興奮が呼び覚まされる。このような光や音響は、負けているときでさえギャンブラーを興奮させ続ける作用がある。

加えて、依存症へと駆り立てるうえで大きな力を発揮するのが、勝ちと負けの絶妙なバランスである。人間の特徴として、勝ってばかりだとそれに飽きてしまう。それはもはやゲームとして面白味がないのだ。人間は、「不確実性」に対して興奮し、「リスク」に対して快感を抱くようにできている。

その理由も進化論的な話になるが、ある程度リスクを取って行動するほうが、進化には適しているからである。原始時代、リスクを恐れて何もできない人は、食料にありつくことも、パートナーを見つけることもできず、その遺伝子をつなぐことができなかったであろう。無謀なリスクばかり取る人も、そこで命を落としてしまっていただろうから、ほどほどにリスクを取ることが生存のためには最も適した方略だったのである。

間欠強化

さらに学習心理学の考え方でも、このような勝ち負けの絶妙なバランスが依存症へのリスクを高めることが説明できる。行動の後に「報酬」がもたらされると、その行動が「強化」され、行動の頻度が高まるという「強化の原理」を思い出していただきたい。このとき、毎回「報酬」があるよりも、あったりなかったりするほうが、強化の力が強いことがわかっている。

アメリカの心理学者のスキナーは、マウスを使った実験でそれを示している。A、B二つのボックスにそれぞれマウスを入れ、Aはマウスがレバーを押せば必ず餌が出てくるようにする。そしてBは、レバーを押しても餌が出てくるときと出てこないときがあるように調整する。

何度もレバーを押すうちに、Aのマウスはレバーを押せば餌が出てくることを学習する。すると、その後レバーを押しても餌が出てこないようにすると、すぐにレバーを押すことをやめてしまった。これを「消去」という。

一方、Bのマウスはレバーを押しても餌が出るときと出ないときがあることを学習する。すると、餌が出ないようにしても、餌が出てくることを期待して、いつまでもレバーを押し続けたのである。

どのようなパターンで報酬を与えるか、つまり強化をするかということを「強化のスケジュール」と呼ぶ。そして、Aのように毎回強化することを「連続強化」、Bのように強化したりしなかったりのスケジュールを「**間欠強化**」という。間欠強化による行動は、なかなか消去されない。これを「消去抵抗が強い」というが、簡単にいうと「なかなかやめられなくなる」ということである。

ギャンブルでは、当然であるが毎回勝つということは絶対にない。勝ったり負けたりというのは、まさしく間欠強化である。したがって、ギャンブルでは勝ち負けの強化のスケジュールを工夫して、消去抵抗が強い行動が作られているのだ。

また、強化は行動の直後にすかさずなされることが最も効果的である。この意味では、宝くじのように買ったあと長い時間をおいて「当たり」がわかるものよりも、パチンコのように、玉を打った直後に「当たり」がわかるもののほうが、より強化の力が大きい。

ギャンブルだけでなく、次章でみるオンラインゲームもこのような人間の心理や行動の特徴を巧みに計算して作り込まれている。その巧妙さには感心することもあるが、それはあくまで人間のたくらみであって、神の揺らぎの法則などではない。

第6章　オンラインゲーム依存症

嘘：若者がゲームにはまっていても、そのうちに飽きるから放っておいてよい
真実：若者のゲーム依存症は進行が早く、自力で治すことは困難である

C君の日常

C君は一七歳の高校生である。しかし、現在はいわゆる引きこもりで、ほとんど学校には行っていない。自室にこもって毎日スマホのオンラインゲームを一日中やっている状態である。ひどいときには徹夜でやっていることもあるようだ。食事は、母親が部屋のドアの前に置いておき、それを勝手に取って食べるという状態が長いこと続いているが、ゲームに熱中しているときは、食事も取らずに放置されていることがある。部屋に入ろうとすると怒るので、中で何をしているのか、正確なところは両親もよくわからない状態である。

ゲームばかりやっているから学校に行けないのだと思い、一度インターネットの契約を止め

たことがある。そのときは部屋から出てきて大暴れし、家中の家具を壊したり、ガラスを割ったりした挙句、親にも暴力を振るった。それ以来、腫れ物に触るような扱いになっている。

　そのときに見た姿は、げっそりと痩せこけ鬼気迫る様子であったので、さすがに両親は「これは病気だ」と思った。それまでは思春期の難しい時期を超えれば自然にどうにかなると思っていたが、そうではないことをこのときにはっきりと理解した。そして、初めて病院に相談することにした。

オンラインゲームへの依存

オンラインゲームに依存する若者が急激に増加している。これも新しい依存症の一つであり、いまや生活の必需品ともいえるインターネットに関する依存症であることや、他の依存症とは異なり、子どもや青少年に多いことが大きな特徴である。

　オンラインゲーム依存症は、正式には「ゲーム障害」という。ＷＨＯによるＩＣＤ-11で二〇一九年に正式に「行動の依存症」であると認められたものである。

　これは単にゲームのやりすぎというのとは質的に異なる。他の依存症と同じように、ゲーム時間がコントロールできなくなった結果、過剰なゲームへの耽溺がもとで、心身の健康や社会生活に支障が出ているようなものをいう。つまり、「やめようと思ってもやめられない」状態、これが依存症たるゆえんである。

先に挙げた事例C君の場合は、引きこもり状態で不登校という状態に至っている。ケースによっては、引きこもりや不登校が先でゲームへの依存が後になって生じるようなものもある。

また、C君は栄養状態も非常に悪いようである。ゲーム中にはまるで覚醒剤を使ったときのような興奮状態に陥り、覚醒状態が続くため何日も徹夜することすらある。このようなときは、食欲も減退し、飲まず食わずで何日も過ごしても平気という状態にまで陥ることがある。

ひととき「ネトゲ廃人」という言葉があったが、ネットゲームにはまった挙句、廃人のような状態になったことを指す用語である。重症のケースでは、まさに「ネトゲ廃人」という形容も大げさではない。

ゲーム依存症の現状

ゲーム市場は世界中で拡大を続けている。一〇年前にはその収益は七〇〇億ドル（約七兆五〇〇〇億円）だったものが、二〇二〇年には一七四九億ドル（約一八兆円）にまで拡大し、さらに拡大を続けると予想されている。このうち、モバイルゲームの市場はおよそ五割を占めている。

わが国のオンラインゲーム産業の市場規模は、何と一兆三〇〇〇億円と見積もられており、これは郵便事業や出版業界の規模に匹敵する。

ゲームの使用状況を見てみると、『情報通信白書』によれば、六歳から一九歳の半数以上がオンラインゲームを使用しているという。そして、平均で一時間弱スマートフォンゲームをしていることもわかっている。

それにつれて依存人口も拡大を続けている。ただし、ゲーム障害自体が新しい概念であるので、それに特化したデータはまだ少なく、参考になる既存のデータは「インターネット依存症」のデータである。

厚生労働省の研究班が、二〇一七年に全国の中高生を対象に調査をしたところ、インターネット依存症の疑いがある者は、九三万人に上ると推計された。その五年前に実施された同様の調査では、五二万人という推計であったため、わずか五年間でほぼ倍増していることになる。そしてこの数字は、中高生人口の約一四％にあたる。

ところで、ゲームで遊んでいるからといって、全員がゲーム依存症になるわけではない。これは他の依存症と同じである。これまでの研究ではゲーム依存症に陥るさまざまなリスクファクターが見出されており、それらが相乗的に作用してゲーム依存症へのリスクを高めると考えられている。

そこで繰り返し指摘されているのは、生活への満足度や適応度が低いこと、家庭の不和、学業達成度が低いこと、対人関係が苦手であること、若年であること、男性であること、そして早期にゲームを開始したことなどである。さらに、不安障害や発達障害などの併存障害があることもよりリスクを高めることがわかっている。

ゲーム障害の概念の歴史

「ゲーム障害」という疾患概念ができるまでは、かなりの紆余曲折があった。しかも、それが正式に病気として認められるまでには、日本人研究者が大きく貢献していることも特筆すべきである。

ゲーム障害は、そもそもはインターネットが普及するようになった一九九〇年代後半頃から「インターネット依存症」という概念で注目を集めるようになっていた。

アメリカ・ピッツバーグ大学のヤング教授は、一九九六年にいち早くインターネット使用への依存を警告した。その特徴として、長時間のインターネット使用というだけでなく、使用時間をコントロールすることができないこと、インターネットから受ける刺激への耐性を有すること、インターネットを使用しなかった場合の離脱症状が出現することなど、まさに他の依存症と同じような症状が報告されていた。

同様の問題は、ヨーロッパ、アジア諸国でも相次いで報告されるようになり、さまざまな研究が行われることとなった。

さらに、二〇〇〇年代に入ると、インターネット使用のなかでも、特にオンラインゲームへの耽溺が問題視されるようになってきた。オンラインゲーム問題は、スマートフォンの普及と軌を一にして急速に拡大していった。

オンラインゲームの過剰使用においては、ゲーム内での課金という問題もクローズアップされている。つまり、ゲームにはまった子どもが、ゲーム内で使用できる「アイテム」を購入するために、親のクレジットカードで勝手に大金を使ってしまうような事態が相次いだのである。この点は、ギャンブル依存症と問題が酷似している。

わが国では、神奈川県にある国立病院機構久里浜医療センターが二〇一一年から「インターネット依存専門外来」を開設し、世界的に見ても先駆的な試みを始めていた。私もその立ち上げの際に少しばかり協力したが、初めて聞く症例の深刻さに驚愕したことを鮮明に覚えている。

こうしたなか、二〇一三年にＤＳＭ－５が改訂された際、「インターネットゲーム障害」という病名がはじめてリストアップされた。ただし、それは正式なリストのなかではなく、「今後の研究のための病態」というリストであった。このリストは、まだ正式な病名ではないが、研究次第によっては正式な病名へと「昇格」する候補の一覧であり、今後の研究を刺激する意味合いも大きい。

ＷＨＯの動き

一方、このような潮流にもかかわらず、ＷＨＯはＩＣＤ‐11の改訂を進めるなかで、「インターネット依存症」という新たな疾患概念を採用することを念頭に置いていなかった。ジュネーブで開かれたＩＣＤ‐11に関する会議に出席していた久里浜医療センターの樋口進院長は、会議の席上でそれを知って驚愕したという。

というのも、ＩＣＤの改訂はほぼ一〇年単位で行われるものであるため、次のＩＣＤ‐11にインターネット依存症が収載されなければ、あと一〇年二〇年は待たないといけないということになってしまう。そうなれば、この障害に対する社会的な認知が遅れ、研究や臨床活動が大幅に遅れることにもなりかねない。

樋口院長は会議の後、ＷＨＯの依存対策の担当官に直談判したが、「インターネット依存を取り上げるつもりはない」と冷淡な態度であったという。それでもなお食い下がり、検討のためのプロジェクトを行うことの同意を取りつけた。

そして、予算のないＷＨＯに代わって予算も久里浜医療センターが負担して、二〇一四年に東京でインターネット依存症に関するＷＨＯの会議を主催し、翌二〇一五年には韓国で同様の会議を開催した。いずれも樋口院長が議長となって会議は進められ、熱心な議論が交わされた。

そのなかで、当初は「インターネット依存症」という概念化を進めていたのであるが、これまでの研究知見の集積などを見ると、インターネット全般ではなく、オンラインゲームへの依存症に焦点をあてるべきだとの意見が相次ぐようになり、次第にその方向で議論が集約されていった。

ゲーム障害への反論

これに対して、デンマーク・コペンハーゲン大学のゲーム研究者らを中心とする研究者たちは、「ゲーム障害」という概念への痛烈な反論を展開した。

その反論の中心にあったのは、まだ研究が十分ではないという意見であった。たとえば、ゲーム障害に関するこれまでの研究は、質問紙調査など疫学的研究が中心で、臨床研究がほとんどないことが批判されていた。また、研究で示された有病率は非常に大きいのに、実際に治療を受けている患者がほとんど存在しないことから、その概念自体に疑問が呈されていた。

しかし、それは彼らが言うように「ゲーム障害」という病気に実態がないからではない。問題は確実に広がっていても、研究や医療システムがそれに追いついておらず、治療を受けたくても受けられない、あるいはそもそも患者も医療者側も「病気」として認識していないということが問題の根本なのである。

だとすれば、「ゲーム障害」という病気を否定すれば、それは逆効果にしかならない。病気であるという共通理解を持ってはじめて研究が進み、医療システムの充実化が進むというものだ。つまり、研究が不十分であることや、治療を受けている患者がほとんどいないことなど、彼らの批判自体は正しいと言える。しかし、だからと言って「ゲーム障害」という診断を放棄するのではなく、逆にそれを精緻化し共通認識として広く共有することのほうが重要である。

反論を展開する彼らの懸念は、多くの健康なゲーム愛好者が偏見や批判の的になること、問題なくゲームを楽しんでいる人にまで「病気」というレッテルが貼られかねないこと、そうした「モラルパニック」が生じることにもあった。これらの反論は、研究がまだ十分でない分野で拙速に（過度に）オンラインゲーム使用を病理化してしまうことの懸念に基づいている。

もちろん、そのようなことがあってはならないが、これも診断を精緻化することで逆に回避できる。あいまいな基準のまま「ゲーム障害」「ゲーム依存」などという言葉が一人歩きを続けてしまうことのほうが危険である。明確な診断基準を確立し、それによってきちんと線引きをすることこそが重要なのは言うまでもない。そして何より、治療が必要な人に治療が提供できるようにすることが最重要である。

さらに、研究者だけでなく、ゲーム業界やギャンブル業界からも同様の反対意見が強く出されていた。たとえば、自ら国際カジノ研究所を設立した木曽崇所長は、先の中高生九三万人という数字は、医師の診断によるものではなくスクリーニングによって「依存が疑われる人」の数字であり、問題を過大に見積もりすぎていると批判している。

これらの批判に対し、その後も研究者たちは継続的に論文を発表したり、ＷＨＯの会議を主催したりする活動を粘り強く行い、その結果二〇一九年のＷＨＯ総会において、ＩＣＤ-11に「ゲーム障害」が収載されるということになった。

このことは、今後の研究を後押しするだけでなく、世界中の医療者や医療政策立案者などの「ゲーム障害」という病気への認識を高めることにつながるばかりか、治療が必要な人に対して治療サービスを提供するための第一歩となる。ＩＣＤ-11の「ゲーム障害」の症状の概要は表6.1のとおりである。

このように、ゲーム障害という病気が公式に認められるまでには、大きな紆余曲折があった。批判する側の声にも十分耳を傾ける必要があり、過剰診断や過度の病理化は避けなければならない。

しかし、間違いなく深刻な病理を呈している人々がおり、正確な診断や治療が必要である状態にあることを考えれば、世界を牽引する研究を進め、ＷＨＯや世界中の研究者に粘り強く働きかけてきたわが国の先駆的な研究者の功績は、賞賛に値するものであると言える。

以下の 1a〜1c、2、3 のすべてを満たす場合に「ゲーム障害」と診断される。
1. 持続的または再発性のゲーム行動パターン（オンラインまたはオフライン）で、以下のすべての特徴を示す。 a. ゲームのコントロール障害がある（たとえば、開始、頻度、熱中度、期間、終了、プレイ環境などにおいて）。 b. ほかの日常生活の関心事や日々の活動よりゲームが先にくるほどに、ゲームをますます優先する。 c. 問題が起きているのにもかかわらず、ゲームを継続またはさらにエスカレートさせる（問題とは、たとえば、反復する対人関係問題、仕事または学業上の問題、健康問題）。
2. ゲーム行動パターンは、持続的または挿話的かつ反復的で、ある一定期間続く（たとえば、12 か月）。
3. ゲーム行動パターンは、明らかな苦痛や個人、家族、社会、教育、職業や他の重要な部分において著しい障害を引き起こしている。

表 6.1　ゲーム障害の症状の邦訳（樋口，2018）

作られた依存症

ギャンブル障害と同じく、ゲーム障害も「作られた依存症」「デザインされた依存症」という側面が非常に大きい。

オンラインゲームには、さまざまな工夫を凝らして、ゲームにはまりやすい仕組みが巧妙に張り巡らされている。もちろん本人側の要因も無視してはいけないが、ゲームの罠にはまり込んでしまうのは、偶然であるとは言えないのだ。

ほとんどのゲームは無料でダウンロードでき、無料でプレイできる。これは、アクセスへの敷居を低くするという意味で大きな特徴である。どの依存症でもアクセスしやすさという環境要因の影響が大きいことは繰り返し述べた。ゲーム依存症においてもそれがあてはまる。

アクセスのしやすさは、スマートフォンの普及と軌を一にしている。一昔前のゲーム機であれば、親がそもそもゲーム機やゲームソフトを買い与えることを拒否することができたし、遊びの時間を管理することも容易だった。しかし、いまやスマホの時代になったことで、簡単にゲームをダウンロードし、ゲームにログインできるようになった。

さらに、物理的な仕組みとして、ゲームアプリを立ち上げたときには、オープニング画面や音楽が興奮を呼び覚ますようになっている。また、ゲームの内容にもよるが、自分を投影しやすいキャラクター設定があって、自分の分身がゲーム内で活躍するような設定になっていたり、たとえ対戦で負けたとしてもそれがダメージになるどころか、なおさらゲームを続けるためのモチベーションになるようにデザインされていたりする。

ゲームの種類によっては、オンラインでつながった見知らぬ人同士がパーティーとなって協力して「敵」と対戦するような形態がある。これは、自分一人がログインをさぼったり、途中で抜けたりすると、パーティー全体に迷惑がかかるという強迫的な心情を抱かせやすい。奇妙な同調圧力が常に働いており、文字通り自分だけの意志でゲームをしたりやめたりできないように仕組まれているのである。

危険な課金システム

もう一つの危険な罠は、課金システムである。あまりにも簡単なゲームにはすぐ飽きてしまう。そのため随所に巧みに障害がデザインされ組み込まれており、その適度な困難度ゆえにゲームへのモチベーションが持続する仕組みになっている。

とはいえ、あまりにも難易度が高いと、これもまたモチベーションを下げてしまう。そこで課金システムが出てくるのである。課金をしてアイテムを手に入れることで、ゲームをクリアするためのハードルが下がり、これまで何度もクリアできなかった障害がクリアできるようになる。

このとき、あたかも自力でゲームをクリアしたような達成感を抱かせることで、さらにモチベーションをアップさせる。障害がクリアできた際には、プレイヤーをほめたたえるような音楽や画面が登場し、「努力」をねぎらうような仕組みもはめ込まれている。

このように、入口を広くして中へ誘い込み、一旦入り込んだが最後、たくさんの罠が待ち受けているのである。「タダより怖いものはない」と言うように、入口は無料であっても、ゲームが進むにつれて課金せずにはおれないような心理にはまり込んでいくようにデザインされているのである。

若者とオンラインゲーム

このように見ていくと、若者がゲームにはまるのは偶然ではないことがわかる。仲間との協力や連帯感、地道な努力の継続、障害の克服、これらはいずれも若者が成長するうえで非常に大切な発達課題である。

本来は、学校や課外での活動、友達との交流、部活動など現実場面での活動によってこれらを体験し、そのなかで成長を遂げていくのであるが、そうした要素がゲーム内には巧みにちりばめられているのがわかる。

しかも、それは現実生活よりはるかに壮大で華々しいものとなっている。たとえば、ゲームの世界では、世界を脅かす敵と戦ったり、世界を征服したりという物語を体験する。また、ゲームのランキングで世界一位となるような「強者」もいる。

しかし、現実世界で世界を救ったり、征服したりできる若者はいない。せいぜい隣町の学校の野球チームに試合で勝ったり、模擬試験で上位何位に入ったりするくらいが現実である。

オンラインゲームは、本来ならたとえささやかでも現実の世界で自ら見つけて育てていくべき人とのつながり、目標に向けての努力の継続と達成、障害の克服などという成長の糧を、スマホの画面でときには金を払いながら手っ取り早く味わわせてくれるツールであり、たやすく万能感を与えてくれる「魔法のクスリ」のようなものになっているのだ。

だとすると、その心理的なメカニズムは薬物依存症などとさほど変わらないと見てよいだろう。薬物に依存してしまう人々も、現実世界での不適応感や不全感を、薬物の助けを借りて、一時的な万能感や快楽を得ることで紛らわせようとしていたというのは、すでに述べたとおりである。

生理学的なメカニズムも他の依存症と同様だと考えられている。ゲームでの興奮、満足感、達成感などは報酬系を賦活し、ドパミンを分泌させる。中国・四川大学の研究者らによるメタアナリシスでは、脳画像研究においてインターネット依存症者には薬物依存症者同様の報酬系の機能障害が起きていると結論されている。

つまり、ゲームに依存する若者は、単にゲームにはまっているだけではない。明らかに脳に障害が生じている。特に脳が未熟な若者にとって、それは致命的な障害ともなりうることがある。また、脳の機能障害は、生活の障害にもつながり、のちの人生に大きなダメージを与えてしまう。冒頭で紹介したC君の事例を見ればよくわかる。こうなると、放っておいたらいつか卒業できる、自然に治るということはまず考えられない。

そして、もう一つ大事なことは、ゲーム依存症という問題は、大きな氷山が海面に顔を出しているその一部に着目したものにすぎないかもしれないということである。見えない海面の下には、もっと大きな問題が横たわっていることが往々にしてある。

たとえば、現実の世界でその年齢に適した発達課題を達成できないのは、いじめや学校不適応、不安障害やうつ病など他の問題が潜んでいるかもしれない。

したがって、表面化しているゲーム依存の問題だけに対処しては不十分である。やはり専門機関でさまざまな角度から診断をしてもらうことが重要であると言える。

ゲーム依存症と家族の役割

ゲーム依存症は他の依存症と異なり、特に中高生などの子どもに多いことが特徴であるが、だとすると子ども本人というよりは、両親をはじめとする家族がその予防や早期発見、早期治療に対し、大きな役割を占めることになる。

本章の冒頭で指摘したように、早期からゲームに触れさせることは、依存リスクを高める。したがってあまり幼いときからゲームに触れさせないようにすることが、予防策として重要である。さらに、ゲーム障害の基盤に学校や対人面での不適応などの心理社会的な問題があるとすると、それらを早期に見つけて、適切な対処を図ることもきわめて重要だと言えるだろう。

大人の場合もそうであるが、子どもの場合はなおさら、本人が自らを「依存症」であると自覚することは非常に難しい。したがって、大人や社会の側が、ゲーム障害という病気についてよく理解することが求められる。

まだ新しい病気であるため、このような病気があること自体、社会的に十分認知されていない。まずは「ゲーム障害」についての正確な知識を持つことが出発点となる。本書はその出発点の一つとなるだろう。

また、信頼の置けるツールで依存度をチェックしてみることも役立つかもしれない。先に紹介したＩＣＤ‐11の基準に加えて、セルフチェックを利用してみることもできる。この場合も、よくネットや雑誌などで紹介される「お手軽チェック」ではなく、きちんと専門家によって検討された信頼の置けるものを活用するべきである。

望ましい家族の対応の仕方

親の側は、子どもがゲーム障害である可能性があることに気づいた場合、ともすれば頭ごなしに叱りつけたり、ゲームを禁止したりという強権的な対応をしがちである。しかし、それでは問題がこじれるばかりで、好転することはない。

一方的に責めたり、ゲームを取り上げたりすると、離脱症状や渇望などが出現し、情緒不安定になったり攻撃的になったりする危険性が大きくなる。さらに、何より基盤にある心理社会的問題が解決されていなければ、なおさら苦しみが増えることになる。

何をおいても重要なことは、親と子のコミュニケーションである。久里浜医療センターの樋口院長は、家族対応の基本として、以下の七つを挙げている。

①**ゲームについて本人に聞いてみる**
なぜそれほど好きなのか、何にはまっているのかを批判をはさまず聞く
②**ルール作りは本人を交えて家族全員で行う**
ゲーム時間のルールや治療などを押しつけるのではなく、話し合いで決める
③**第三者の力を借りる**
医療者や間に入ってくれる人を介してコミュニケーションを取る
④**ゲームやスマホの機能などの知識を身につける**
話し合いをするにも家族に知識がなければ「何を聞いてもさっぱり」となってしまう
⑤**本人の「現実生活」に関心を持つ**
依存の根っこには、深刻な生活上・適応上の問題があるかもしれない
⑥**ゲーム記録をつけてもらう**
ほかにも起床時間や就寝時間、食事などの記録をつけることで、話し合いや対処の材料とする
⑦**ゲーム時間が減ったら褒める**

合意の上、スモールステップ目標を作り、それに向けて努力していたり、達成できたりしたら褒める

家族というのは、一種の力動的関係にある。そのダイナミクスのどこかが変われば、つられて別のどこかも変わってくる。子どもが変わることが難しければ、まず両親が変わってみることが新たなダイナミクスを生む契機となるだろう。

専門家に助言を求めるとき

依存が進むと、親や周囲の人々の対応ではどうにもならないケースももちろんある。まったくコミュニケーションが取れず閉じこもっていたり、拒否的であったりするケースは、そもそも周囲はどうすることもできないだろう。

また、心身に明確な問題が生じている場合や、社会生活に重大な問題が起こっている場合は、もう家族が対応できる限界を超えている。

このような場合は、すぐに専門家に相談することである。「しばらく様子を見てみよう」「時間が解決してくれる」「病気なんてことあるはずがない」などと言っている場合ではない。

当人は受診や相談を拒否することが普通であるので、親の側が専門家から適切な対応を学び、

そのなかで本人の自覚や問題意識を高めていくことが望まれる。

久里浜医療センターのプログラムでは、本人のみならず、家族への支援も行っている。同センターの三原聡子主任心理療法士の研究では、まず家族が変わり、当人との関係性やコミュニケーションのあり方が変わることで、当人にも治療に対するモチベーションが生まれてくることが実証されている。

その一方で、ゲーム障害やインターネット依存症に対応できる医療機関や相談機関がまだまだ非常に少ないのが現状である。これは他の依存症とも同じであるが、国のリーダシップによってすぐにでも改善されるべき大きな課題である。

第7章　糖質依存症

嘘：肥満は自己責任である
真実：糖質には依存性があり、意志の力ではコントロールできない

もう一つのパンデミック

新型コロナウイルス感染症のパンデミックによって、世界は大きな混乱に見舞われたが、われわれの世界はもっと前から、もう一つのパンデミックのさなかにある。

それは、この半世紀の間に世界中に拡大を続け、長い時間をかけてゆっくりとわれわれの健康を蝕み、命を危険にさらす深刻な「死に至る病」である。その病の名は、糖質依存症であり、その結果としての肥満である。

依存症の権威マイケル・ゴソップは、「宇宙人が見ると地球人はひどい薬物依存症に陥っていて、白い結晶を日に何度も摂取してはハイになり、それが欠乏すると動揺するように見える

だろう」と述べている。その白い結晶とは、覚醒剤でもコカインでもなく「糖」である。

糖には非常に大きな依存性がある。覚醒剤やコカインなどと同じく、糖を摂取するとドパミンが分泌され、報酬系が活性化する。これが反復されると依存症になるのは、アルコールや覚醒剤などの物質依存症と同じメカニズムである。

その物質が「やばそうな」ものであるかどうかなどということは、依存症とは関係がない。毎日当たり前に摂取しているような一見無害な物質であっても、深刻な依存症を引き起こす。

イギリス・カーディフ大学のアダムズ教授は、「精神賦活性のある物質に限定せず、ある特定の物質の摂取や行動に対するコントロールを喪失した状態をアディクションと呼ぶ」（傍点引用者）という考え方が研究者の間では支配的であるとして、糖質に対する依存症の存在を肯定している。

つまり、アルコールや覚醒剤などに限定せず、「糖」もまた一つの物質であり、その物質の摂取に関するコントロールが欠如している場合は、依存症と呼べるのである。

アメリカでベストセラーになった『果糖中毒』の筆者、カリフォルニア大学のラスティグ教授は「糖は安くてうまい毒」だと述べている。

われわれは、糖質に関する認識を改めなければいけない。

肥満の実態

糖質の過剰摂取が問題である一番の理由は、それが肥満を引き起こすからである。肥満の定義にはさまざまなものがあるが、最も代表的なものは、ＢＭＩ（Body Mass Index）を用いた定義であり、わが国ではその値が二五以上で肥満、一八・五未満だとやせとされている。世界的な定義では、三〇以上で肥満である。

ＢＭＩとは、身長をメートルに直し、その二乗で体重（kg）を割った数値である。たとえば、体重六〇kgで身長一七〇cm（一・七m）だと以下のようになる。

$$60 \div 1.7^2 \fallingdotseq 20.76$$

ＷＨＯによれば、世界で二〇億人が体重過剰であると見積もられており、これは一八歳以上人口の約四〇%にあたる。このうち肥満であるとされるのは、六億五〇〇〇万人で、成人人口の約一三%となる。

肥満は過去三〇年間で三倍近くまで増えており、この実態を指して、ＷＨＯは「肥満はタバコと並ぶ健康上の脅威であり慢性病だ」と述べている。

「肥満先進国」であるアメリカでは、成人の約七割が肥満である。さらに、子どもの肥満も大きな問題である。アメリカの子どもは四分の一が肥満であると推計されており、この一〇年で三倍になったという。そしてこの子どもたちが大人になる将来、肥満による健康リスクが懸念されており、このままだと彼らは、親世代よりも短命になる最初の世代だと憂慮されている。

日本の場合はどうだろうか。厚生労働省の『健康日本21』によると、成人男性（二〇―六〇歳）の肥満者の割合は三一・二％、女性（二〇―六〇歳）は二二・二％となっている。実に、成人の四人に一人は肥満である。さらに、子どもでは一〇・七％が肥満児である。

さきほどのＢＭＩを基に計算すると、日本人男性の平均身長一七一㎝の場合、七三kg以上だと肥満ということになる。女性の平均身長は約一五八㎝であるので、六三kg以上だと肥満である。

肥満は先進国だけの問題ではない。途上国では、今や飢餓より肥満のほうが問題になっている。世界で最も肥満率の高い国は、南太平洋の島国ナウルで何と八九％が肥満である。次いで、パラオ（八五％）、クック諸島（八四％）、マーシャル諸島（八三％）などとなっており、ポリネシアやミクロネシアなど南洋諸島の国々が上位を占めている。

これらの国々では、肥満が富の象徴であるという文化的要因の影響が大きい。さらに、彼らの先祖は大陸から太平洋を渡って移住した人々であることを考えると、エネルギーを蓄える能力に長けた人々、つまりは「肥満遺伝子」とも言えるものを有している人々の子孫だということになるのかもしれない。

食物中の糖質の量

糖質の多い飲食物と聞くと、清涼飲料水やスイーツなどがすぐに思い浮かぶ。たとえば炭酸飲料水五〇〇mℓには、六〇g弱の砂糖が含まれており、これは角砂糖にすると約一四個分である。

これだけの角砂糖をそのまま食べろと言われると見ただけでげんなりしてしまうほどだが、炭酸飲料水だと平気で摂取できてしまう。それは見た目や口当たりのさわやかさ、香料などの添加物の効果である。

糖質が多く含まれる食品は、ほかにもたくさんある。特に、穀物、イモ類、根菜などが代表的で、白米（茶碗一杯で糖質六〇g）、食パン（六枚切り一枚で五〇g）、そば（麺一玉で二五g）、サツマイモ（一個で三〇g）、ジャガイモ（一個で一六g）などとなっている。つまり、白米を茶碗一杯食べることは、角砂糖一四個を食べるのと同等の糖質を摂取していることになる。

一日の理想的な糖質摂取量は二〇〇gから三〇〇g前後が目安とされているから、三食一膳ずつ白米を食べるだけで、すでにギリギリの量である。加えて、副食や間食、飲料でも糖を摂取するわけだから、われわれは毎日糖質を過剰に摂取しすぎている。

糖質制限ダイエット

糖質と肥満の関係に注目が集まり始めてから、糖質制限ダイエットが流行するようになった。最初は、主食の白米やパンなどを抜くということなど考えられないという人が多かったのではないだろうか。しかし、そもそも「主食」という概念がない国もある。

また、白米を主食とする日本人の場合も、これだけの白米を大量に摂取するようになったのは、明治時代以降と言われている。つまり、当たり前のように日に三度、白米を摂取するのは、たかだかここ一〇〇年の習慣にすぎない。

日本列島に人が定住し始めたのが、今から一〇万年ほど前の石器時代だとすると、ここ一〇〇年程度の習慣から外れたとしても、それを異常と見なすほうがおかしいだろう。

したがって、むしろ今の食生活が異常なのだという認知の転換をすべきである。糖質の適切な摂取量というのは、何もＷＨＯや厚生労働省が定めたからそうなっているのではなく、それが人間という生物として適切な量だということだ。

つまり、現代の食生活は、われわれ人間の生物としての必要性や処理能力をはるかに超えた食物にあふれている異常な状態を続けているということである。そして、それらを欲しいから食べているというより、食べないではいられないという状態に陥ってしまっているのが問題である。その結果として、世界中に肥満という慢性病が蔓延しているのである。

糖質それ自体はもちろん毒でも何でもなく、むしろ生命と健康の維持に必要な物質である。しかし、現代のように安価で大量の糖質が手に入る時代にあって、安易に糖質の過剰な摂取を続けている場合には、糖が「安くてうまい毒」になるのである。

糖質依存症の症状

「やめたくてもやめられない」というコントロール障害が依存症の第一の症状だとすると、それは糖質の摂取にもあてはまる。どれだけの人が炭水化物（白米、麺）や清涼飲料水、スイーツなどを長期間にわたって節制したりやめたりすることができるだろうか。

ダイエットをしても三分の一以上の人がリバウンドすると言われている。体重の維持管理が非常に困難なことは、改めて指摘しなくても誰でもわかっている。リバウンドというのは、依存症ではリラプス（再発）と呼ばれる状態に該当する。リラプスを繰り返すのは依存症の最大の特徴の一つである。

糖質依存症においては、報酬過敏性の存在も指摘されている。つまり、食べ物全般または白米、パン、麺類、スイーツなど特定の食物を摂取することに関連して、過敏な反応を示すという症状である。

これらの食べ物に目がない人、たとえばコンビニに入れば吸い寄せられるようにおにぎりや菓子パンの棚に直進する人、「おかわり無料」「大盛無料」に嬉々として反応してしまう人などは、いずれも糖質に対する報酬過敏性という症状を有していると言ってよいだろう。

一方、過度な肥満の人は、むしろ報酬過敏性が小さくなっている。これは、アルコール依存症や薬物依存症が進んだ場合の症状と同じである。つまり、重度の依存症における「like」から「want」への変化がここでも見られるのである。もはや糖質を含む食物を好きで食べているというよりは、脳が欲しているのでその衝動を止めることができないという状態である。

離脱症状の存在も認められている。糖質依存症のマウスに糖を与えることをやめた場合、震え、体温低下、攻撃性などのさまざまな症状が見られ、これはヘロイン依存症のマウスときわめて類似した症状だったという。人間の場合も、同様に疲労感、不安、抑うつなどの症状が見られることが報告されている。

これらの症状が生じることは、他の依存症と同じく脳の機能変容で説明することができる。糖質の摂取によって大脳辺縁系の賦活とドパミンの分泌が生じ、それが反復されることによって、糖質に対する脳の処理プロセスが変化していく。

つまり、糖質という物質が脳にとっては、非常に重要な物質であると記憶され、繰り返し糖質を摂取するように動機づけや衝動性が高まるのである。

糖質依存症の症状と概念

ところで、現時点で正式な病名としての「糖質依存症」というものは存在しない。また、類似した名称として、「食物依存症」「食べ物依存症」などという名称がある。さらに、過食症、肥満なども類似の概念である。しかし、これらはさまざまな点で異なっているので、少し整理する必要がある。

まず、「**食物依存症**」は、糖質のような特定の「物質」に対する依存を指す場合もあるが、多くの場合は「食べること」自体への依存を指す。つまり、過食症のような疾患がそれにあてはまる。

過食症とは、正式には神経性大食症という病気であり、摂食障害の一類型である。これを食べることへの依存症であるとしてとらえ直したものが、「食物依存症」である。

過食症は、食べることへの強迫的なこだわりがあり、週一回以上三か月以上にわたって過食を繰り返しているとこのように診断される。過食症患者が特に好む食事としては、ハンバーガー、麺類、ピザ、ドーナツ、菓子パン、ケーキなどがあり、いずれも手っ取り早く食べられて満腹感を抱きやすいのが特徴である。そして、言うまでもなくすべて糖質の塊である。

一方、過食症患者は、過食への罪悪感や肥満への恐れも抱いているので、過食に加えて、自己誘発性嘔吐や下剤の使用を繰り返すのも特徴である。自己誘発性嘔吐とは、手を喉の奥に突っ込むなどして、食べたものをわざと嘔吐するような行動を取ることである。

また類似の疾患として、過食性障害というものもある。こちらは、過食はあるが、自己誘発性嘔吐のような行動がないのが特徴である。

これら摂食障害の背後には、深刻な心理的葛藤があることが指摘されている。家族をはじめとする対人関係の問題、自信欠如や劣等感などがベースにあり、それを一時的に紛らわせるために過剰な食行動に没頭すると理解される。この点は、アルコール依存症や薬物依存症の心理的背景とも似通っている。

一方、本章で中心的に扱う糖質依存症は、必ずしもこのような心理的葛藤とは関連がない。自己誘発性嘔吐などの病的行動も見られない。むしろ、本人は普通に単に日常の食行動として多量の糖質を摂取しているうちに、糖に依存するようになってしまったというケースである。

このように、糖質依存症は、摂食障害としての過食症や食物依存症とは共通点もあるが、大きな違いがある。

肥満もまた、**肥満症**という疾患である。これは糖質依存症や食物依存症の結果として生じる状態であり、さらにさまざまな病気を引き起こす原因ともなる。糖質依存症の人が必ず肥満になるかというと例外もあるが、やはり過剰な糖質の摂取を続けていると肥満のリスクが非常に高まることは間違いない。一方、過食症の場合は、先述のように嘔吐などを繰り返すため、必ずしも肥満であるとは限らない。

肥満と似た用語として、**メタボリックシンドローム**というものもある。ほぼ肥満と同義だと考えてもよいが、肥満がＢＭＩ値二五以上という定義があるのに対し、メタボの場合はＢＭＩが高くなくても、特に腹腔内に蓄積した内臓脂肪に着目する。日本人の場合、腹囲が男性八五㎝以上、女性九〇㎝以上であることに加え、高血圧、高血糖、脂質異常（コレステロール値の異常）が重なっていると診断される。

肥満が数々の健康上の害をもたらすことは今さら言うまでもない。ざっと挙げてみると、肥満は循環器疾患（虚血性心疾患）、脳卒中、糖尿病、多発性硬化症、がんなどのリスクを高める危険因子である。さらに、うつ病や認知症など精神障害のリスクも高くなることがわかっている。ＢＭＩが四五を超えるような超肥満の人は、平均で二〇年ほど短命だと言われている。

心理的な害も無視できない。肥満に関連して、自尊心の低下、孤立など対人関係上の問題などが指摘されており、肥満によって生活の質（ＱＯＬ）が低下することもわかっている。

以上を簡単にまとめると、糖質依存症というのは、物質としての糖質に依存している状態であり、日常的に多量の糖質を摂取することがやめられないため、肥満につながりやすい点が特徴である。一方、食物依存症や過食症は、糖質を含め食べること自体に依存しており、その背景には深刻な心理的問題が指摘される場合がある。

われわれは、依存症と言うとすぐにアルコールや薬物などのことを考えるが（そして多くの場合、他人事として）、もっと身近な糖への依存症について、自分自身の問題として真剣に考える必要がある。

肥満の生理的メカニズム

糖質を過剰に摂取すると、なぜ肥満につながってしまうのだろうか。

食事によって糖を摂取すると、血糖値が上昇する。すると脳の中の視床下部という部位にその情報が伝わり、視床下部は膵臓から**インスリン**というホルモンを分泌するようシグナルを出す。インスリンはその働きによって糖を脂肪に変えて貯蔵する。

一方、十分な脂肪が蓄えられると、**レプチン**というホルモンが視床下部にシグナルを出して、そのことを伝える。

このサイクルが正常に働いているのであれば、レプチンシグナルを受け取った視床下部はもう糖を脂肪に変えて貯蔵する必要はないとわかり、過剰な脂肪の蓄積は起こらないはずである。レプチンはギリシャ語で「やせる」という意味の言葉から作られた用語であるが、レプチンがきちんと作用してさえいれば、肥満は起こらないと考えられる。

しかし、現代人の多くは**レプチン抵抗性**を有していると言われている。つまり、レプチンがいくらシグナルを出したとしても、視床下部がそれを検知できずに、身体が「飢餓状態」にあると思い込んで、せっせと脂肪をため込み続けてしまうのである。

それではなぜ現代人はレプチン抵抗性を有してしまっているのだろうか。それは繰り返されるインスリン分泌に原因がある。つまりは、糖の取りすぎが原因で、これらの機能が「バカ」になってしまっているのである。

もう一つ、**インスリン抵抗性**という問題もある。これはインスリンが効きにくくなった状態を指し、こうなるとインスリンが分泌されても血糖値が下がらないままの状態が続く。するとさらに多くのインスリンの分泌が必要となるが、この状態が慢性的に続くと膵臓がインスリンを分泌する機能が低下してしまい、血糖値が慢性的に高くなってしまう。こうなった状態が生活習慣病であるⅡ型糖尿病である。インスリン抵抗性の原因には、遺伝もあるが、肥満や運動不足がその最たる原因であると考えられている。

糖質依存症の環境的原因

肥満は、摂取カロリー過多と運動不足が大きな原因である。インスリンやレプチン抵抗性が生じたのも、そもそもは糖質の取りすぎが原因である。そして、それは自己責任だということがよく言われるが、問題はそれほど単純ではない。

摂取カロリー過多が「糖質依存症」によるものだとすると、第1章で述べたように、依存症にはさまざまなとらえ方があり、自己責任のみを追及するのはきわめて一面的な見方である。

生物学的、あるいは進化論的に見れば、すぐれたエネルギー源である糖の摂取は生命の維持や種の永続にとって、きわめて重要なことである。太古の昔、糖が非常に貴重な資源であった時代は、貴重な糖をできるだけたくさん摂取し、それを体内にたくさん脂質として貯蔵することが生存にとっては不可欠であったのである。

つまり、報酬を求めるように進化してきたわれわれ人類は、糖を摂取するように動機づけられ、糖を摂取することで快感を抱くようにできているのである。

そして現代は、人類の歴史上かつてないほど糖にあふれ、どこにいても安価に糖をすぐに摂取できる時代である。糖はもはやぜいたくで貴重な栄養素ではなく、ファストフードや炭酸飲料のように糖が過剰に含まれた食べ物のほうが安価に手に入る。水が安心して飲めない国でも、甘い炭酸飲料やジュースは安心して口にすることができる。途上国や貧困層に肥満が多いのもそれが大きな理由である。

また、栄養に気を配った食事をするよりも、コンビニでおにぎりや菓子パンを食べるほうが手っ取り早く満腹感を得られるし、お金も時間もかからない。時間に追われる現代人のライフスタイルにはぴったりである。

　このように、糖へのアクセスのしやすさ、つまり入手しやすさという環境要因は、現代人の糖質依存症の最大の原因の一つとして考慮する必要がある。

　また、食品会社や販売店など食品の提供側も、糖をたっぷり含む食品の魅力を最大限にアピールすることに躍起になっている。甘い食品には、微妙で繊細な味つけはいらない。甘いだけでみんなが喜んで買ってくれる。そして、その依存性ゆえに「リピーター」になってくれる。

　つまり、糖質依存症は、ギャンブル依存症と同じく「作られた依存症」という側面も無視できない。

心理的要因

　さらに、他の依存症と同じく、心理的要因も検討する必要がある。依存症は、最初はそれが「好き」だから、そして快をもたらしてくれるからという理由で始まることが多いが、次第にストレスや不快感への対処（コーピング）の手段として定着していくことはすでに述べた通りである。現代人は、いつも何かの癒しを求めているのである。

　ストレスがあったとき、不安や孤独なときに、大食いをしてしまったり、甘いものをたくさん食べすぎてしまったりする人はいないだろうか。あるいは、ストレスフルな仕事が終わったあとなどに「自分へのご褒美」として、糖質を多く含む食事や甘いものをたくさん食べる人はいないだろうか。つまり、糖質への依存や過食は、ストレスに満ちた現代生活と密接につながっていると言える。

さらに、違法薬物であれば心理的抵抗感が大きく、それを摂取することをためらう人が大多数だが、糖に対してはほとんどの人が心理的な抵抗感を有していない。そのような心理的なハードルの低さも考慮する必要がある。

白米や麺類を食べているからといって眉を顰《ひそ》める人はいないし、むしろ「食べっぷりが良い」などと褒められることもある。また、お土産やさまざまな機会に菓子折りなどを受け渡すことは、社会的慣習となっている。

一方で、理想体型という心理的イメージの影響についても考慮する必要がある。それは、一種の社会的規範として社会全体で共有されている場合もあれば、個人的理想として個人の価値観のなかに組み込まれている場合もある。先に、南洋諸国では肥満体型が社会的にも個人的にも理想体型だとされており、それが肥満の多さに影響している可能性を指摘した。

それに対し、日本を含む先進諸国では、スリム体型が理想体型とされており、それは特に若年女性に強くプレッシャーがかかる。だとすると、このような心理的イメージは、糖質依存症や肥満に対しては、逆の影響力を発揮するのだろうか。つまり、スリム体型を理想とする度合いが強い人は、実際に糖質を控え、糖質依存症や肥満にはなりにくいのだろうか。

フランス国立農学研究所の研究では、理想体型という一種の社会的規範はたしかに実際の食行動に影響を与えることが見出されている。しかも、その度合いは、男性よりも女性のほうが大きいという。

しかし、その影響力には限度があることも同時に示されている。実際のところ、フランスではこの一〇年間の肥満の増加は、男性よりも女性のほうが加速しているという。この事実を見るとき、理想体型という社会的規範は、ほとんど力を失っているようにも見える。特に、年齢の影響力が大きく、加齢に伴ってスリム体型は理想であるけれども、実際の食行動はそれと乖離したものとなっていくようだ。

その説明としては、まずは加齢によって代謝が落ち、同じ食事量でも肥満しやすくなるという生理学的要因が考えられ、そのため理想体型を維持することをあきらめてしまうということがある。また、若いときは、異性にもてたいとか魅力的でありたいという欲求から、理想体型の維持に気を遣っていたが、中年期を過ぎて体型のことなどどうでもよくなったという人も多いだろう。

糖質依存症と自己責任

さて、これまでの説明を振り返ると、糖質の過剰摂取や肥満は、本当に本人の意志に基づく結果だと言えるのだろうか。糖質という「薬物」に乗っ取られた脳が、糖質摂取のコントロールを阻害し、かつ体型を気にしないように思わせているのではないだろうか。

再び第1章で説明した依存症に対する四つの見方に立ち戻ると、アルコールや薬物依存症の場合は、「モラルモデル」の見方によって、本人の責任が声高に叫ばれ、過剰なまでのバッシングを受けることが多かった。そうした見方への反省に立って、最近では「医療モデル」の見方が広く啓発されるようになっている。

とはいえ、「医療モデル」も本人の責任を軽視しやすい危険をはらんでいることは本書で強調したとおりである。

糖質依存症や肥満に関しても、現時点ではやはり「モラルモデル」の立場から、本人の自己責任としてとらえられることが多い。もちろん、本人の責任や自由意志を軽視しすぎることは控えるべきだが、肥満や糖への依存には、環境的要因が非常に大きいこともまた事実である。むしろ、肥満に対する自己責任ばかりが声高に指摘される現状にあって、もっと多様な見方に立って、さまざまな要因を考慮しなくては、問題の解決からは遠ざかってしまうことに十分留意する必要があるだろう。

望ましい食事

健康への意識が高まっている現代、だれもが糖質や脂質を控えて、健康的な食事をすべきだと頭ではわかっている。何が望ましい食事かという知識も広く共有されている。

まず大事なことは、バランスである。糖質（炭水化物）のほかに、タンパク質、脂質を加えたものを三大栄養素、さらにビタミン、ミネラルを加えて五大栄養素と呼ぶことはすでに広く知られているとおりである。

言うまでもなく、これらのバランスが大事なのであるが、朝はパンとジュース、昼はラーメンやハンバーガーと炭酸飲料などという手っ取り早く満腹になる食事を続けていると、糖質ばかりに偏っていることは明白である。

農林水産省の「食事バランスガイド」では、一日の食事を「コマ」に例え、最上部に主食を据え、その下に順に副菜、主菜、乳製品、果物を配置して、それぞれのバランスが適切に取れていると身体という「コマ」が調子よく回るのだとしている。

それぞれのバランスの目安は数値化されており、主食のご飯やパンなどは五―七（ご飯三杯、パン二枚程度）、副菜の野菜や海藻は五―六（野菜二皿、味噌汁二杯、小鉢二鉢程度）、主菜の肉や魚は三―五（肉料理一皿、魚一皿程度）、乳製品二（牛乳一本）、果物二（果物二個）などとなっている。

『果糖中毒』の筆者、ラスティグ教授が望ましい食事として挙げるのは、全粒粉のパン、玄米、天然魚、牧草で育てられた牛肉、ナッツ、乳製品、果物、野菜、植物油、卵などである。

ダイエットの効果

肥満への対処として、誰もが最初に思い浮かべるのはダイエットである。しかし、そもそも、ダイエットには本当に効果があるのだろうか。科学的なエビデンスを検証してみたい。

最初に言っておくべきことは、簡単で手軽なダイエットなどというものは存在しないということである。健康番組などでは「バナナでやせる」「トマトがよい」などと、手軽なダイエットが紹介され、翌日のスーパーでは紹介された食品が売り切れるという現象が繰り返し起きている。しかし、それだけの騒動のあと、残念ながら人々が劇的にやせたというニュースはまったく伝わってこない。つまり、お手軽ダイエットには、スーパーでの品切れを招くという「効果」しかないということだ。

詐欺の防止として、「うまい儲け話には要注意」ということがよく言われるが、これはダイエットにもあてはまる。「うまい儲け話とお手軽ダイエットには要注意」ということだ。

さて、メタアナリシスをいくつか見てみると、ほとんどの研究は食事療法と運動療法の効果を検討している。食事療法については、低炭水化物食（糖質制限ダイエット）や低脂肪食の効果を検討したものが多い。また、多くの研究で、野菜、果物、魚、全粒の穀物などが推奨されている。運動療法では、ウォーキングやエアロビクスなどが代表的である。

たとえば、低炭水化物食の効果を検討したメタアナリシスでは、六か月間の低炭水化物食は、体重とBMIの有意な減少と関連することが見出されている。体重は七kg、BMIは二、腹囲は五・七cm、それぞれ減少する効果があった。ただし、長期的な効果の維持については、長期間フォローアップした研究が少ないため不明だという。

　別のメタアナリシスを見ると、低炭水化物食は低脂肪食よりも体重減少効果が大きく、HDLコレステロール（いわゆる善玉コレステロール）値も改善された。しかし、一年後にはその差はなくなってしまったという。一方、全コレステロール値とLDLコレステロール（悪玉コレステロール）値については、低脂肪食のほうが改善効果が大きかった。

　最新のメタアナリシスでは、低炭水化物食は、体重、中性脂肪値、血圧などの低下という効果があり、六か月未満の食事療法よりも一年程度のほうがより効果が大きかったということが報告されている。

　食事療法と運動療法を比較して糖尿病のリスクを検討したメタアナリシスでは、双方を併用した場合は、糖尿病のリスクが下がるが、どちらか単独では明確な効果が見られないことが報告されている。また、いずれの方法にも目立った副作用はなかったということである。

　子どもの肥満に対するメタアナリシスでは、食事療法も運動療法もいずれも〇―一二歳児の

BMIスコアを低下させる小さい効果があったが、一三—一八歳の子どもへの効果はほとんどなかったとされている。

これらをまとめると、低炭水化物食のような食事や軽度から中程度の運動は、成人に限って六か月程度単独または併用で継続することで体重低下などの効果が見られるものの、その長期的な効果の維持については十分にわかっていないということが言えるだろう。

糖質依存症という概念を用いることの意義

前章のオンラインゲーム依存症同様、さまざまな新しい依存症を作り出すことへの批判はもちろんある。過度の病理化という動きへの批判、ゲーム障害の概念への批判などを紹介したが、それらの意見に傾聴すべき点は多い。

しかし、過度の糖質の摂取に関して、これだけ他の依存症と症状やメカニズムが類似しているという科学的証拠があれば、やはり糖質という物質への依存症があることを認めるべきだろう。

「その気になればやめられる。それまでは好きなようにさせてほしい」というのは、アルコール依存症やニコチン依存症の人々がよく使うセリフであるが、糖質を控えることができない人も同じように思ってはいないだろうか。そして、いざその気になったとしても、結局自力ではやめられないのだ。

糖質依存症という概念を認めることの利点は大きい。依存症であると見なすことによって、糖質の過剰摂取やその結果としての肥満に対し、本人の自己責任のみを過剰に責め立てることから、治療へと方向転換を図ることができる。これは薬物依存症の場合と同じであり、「モラルモデル」一辺倒から、「医療モデル」や「認知行動モデル」への転換を促すことになる。

エビデンスでは低炭水化物食が減量に効果があるとわかっているが、それを継続することが果たして可能なのだろうか。それは、非現実的で絵に描いた餅のようなものなのではないだろうか。

「モラルモデル」では、意志の力を重視するため、我慢することとダイエットや運動がひたすら奨励されるわけであるが、リバウンド（リラプス）の多さを考えると、糖質をひたすら我慢するという「意志の力」のみに頼ったダイエットや糖質制限が現実的でないことは誰の目にも明らかである。

もっとはっきり言うならば、人間にとって意志の力のみに頼ったダイエットは不可能とわりきるほうが現実的である。それは意志の力でアルコールやタバコ、薬物がやめられないのと同じである。

糖質依存症という概念を取り入れ、パラダイム転換をすることで、依存症の治療ノウハウを活用して、科学的でエビデンスに基づいた方法で効果的な糖質の制限ができるようになる。意志の力という頼りにならないものだけに頼るのではなく、科学的テクニックを応用することの提案ができる。

その方法は、基本的にはほかの依存症を克服するときの方法と同じである。つまり、「モラルモデル」から「認知行動モデル」にわれわれの意識を転換し、認知行動療法を中心とした科学的方法を援用しながら効果的に糖質の摂取を抑える方法を実行することである。

糖質依存症への認知行動療法

認知行動療法の具体的な方法については、第10章で詳しく説明するが、中心となるのは報酬過敏性に対処するために、過度な糖質摂取の引き金となるものをリストアップし、それを回避する方法を検討することから始まる。

このときの鉄則は「自分を信用しない」ことである。これは意志の力に頼ることとは正反対の姿勢である。自分の脳は糖質依存症に陥っているため、信用できない。したがって、それには頼らず、家族や友人など他の誰かに頼るように心がける。

たとえば、よくある引き金として仕事帰りの飲食や買い物などがある。また、一人で外食することも危険な引き金を引きやすい。

これらへの対処として、夕食はできるだけ家で取るようにして、ご飯の量や副菜の中身は家族と相談して調整する。仕事が終わればまっすぐ家に帰るというだけで、多くの引き金を回避できる（飲み会に行くこともないし、コンビニに立ち寄ることもない）。ランチも弁当を食べ、外食しないことが理想である。

念のために言っておくが、この場合、夕食や弁当を誰かに作ってもらうというのが「誰かに頼る」ということではない。作るのは人任せではなく自分でもできる。しかし、その際に何を作るか、量はどうするかを一人で決めるのは危険なので、誰かと相談したり監視してもらったりするということである。

一人暮らしの人でも、少し工夫すれば実行可能である。スーパーで食材を買うときに、あらかじめ何を買うかのメモを作っておいて、それに従って買い物をするだけでかなり違ってくる。よけいな買い物をしないようにスーパーでの滞在時間を一五分などと決めておいて、できるだけ早くメモにあるものだけを買うようにするとなおよいだろう。

寂しいときや退屈なとき、ストレスがあるときに甘いものが欲しくなるという人も多い。これは、こうしたネガティブな感情が引き金となっているので、食べる以外の対処法を身につけておく必要がある。リラクセーションや呼吸法、運動、趣味の活動などをリストアップしておいて、意識的に実行するようにする。

つまり、簡単にまとめると、これまでとは違った「ライフスタイル」を実行するということになる。依存症とはライフスタイルの病だからである。

そして、もう一つ注意する必要があることは、認知行動療法を行えば楽に魔法のように「治る」というわけではないということだ。依存症に関する「認知行動モデル」の説明にあったように、依存症からの克服には本人のコミットメントが必須である。誰かに任せて治してもらうというものでは決してない。

それは「意志の力」のみに頼ってがむしゃらに頑張る方法とは似ているようで、大きく異なっている。意志の力に頼る方法は、「引き金が引かれてから我慢する」というアプローチを取りがちである。しかし、認知行動療法では、まず「引き金が引かれないように工夫する」というところがメインなのである。

引き金が引かれ、スイッチが入ってしまった後では、意志の力は大脳辺縁系の衝動的で本能的な力には太刀打ちできない。したがって、そうなる前にそうならないように努力をするということである。意志の力を使うタイミングが重要なのだ。

がむしゃらなダイエット一辺倒ではなく、科学的なスキルに頼って食行動へのコントロールを取り戻す。これが「認知行動モデル」の基本である。

第8章　性的依存症

嘘：厳罰化は、性犯罪の抑制に効果がある
真実：厳罰化には犯罪抑制効果がなく、逆に再犯率を高めてしまう

有名タレントの転落

「英雄色を好む」とは昔からよく言われることであるが、功成り名を遂げた人々が、性的な問題で身を滅ぼした例は枚挙に暇がない。

また、英雄や有名人ではなくても、公務員、教員、医師など、責任ある地位にある人々が性的スキャンダルで新聞記事を賑わせることが日常茶飯事になっているような様相である。

二〇二〇年六月、ある人気タレントの、複数の女性との非常にスキャンダラスな性的行為が明るみに出て、世間は大騒ぎとなった。

その際、メディアでは「セックス依存症」という言葉が躍った。ワイドショーのコメンテー

ターを務めるタレントは、無責任に「この人病気じゃないかなと思う」「これって普通に考えるとセックス依存症ですよね」などと述べていた。

また、「専門家」を自称する人物は、「セックス依存症的傾向が非常に強い」と断じていた。そして、「このタイプの男性の特徴は、射精さえすれば用はないという考えなので、女性に対しもろもろの侮辱的な行為をするのです」「このまま夫婦関係を続けるとしたら、浮気を繰り返すので、セックス依存症治療に（妻も）協力する必要があるでしょう」などと、さも見てきたようなことを自信たっぷりに述べているのには、驚きを通り越してあきれかえってしまった。なぜなら、現時点で「セックス依存症」なる病名は存在しないからだ。

素人のタレントが面白半分に、「セックス依存症」などと揶揄するのも困ったものだが、「専門家」を名乗る者が、ありもしないセンセーショナルな病名を用いて、「射精すれば用はない」「もろもろの侮辱的行為をする」「このあとも浮気を繰り返す」などと決めつけて論じているのは、本当に困ったものだ。その内容はまったく専門的でも科学的でもないデタラメで、憶測による単なる人格攻撃にすぎない。

何かニュースになる話題があると、それに便乗して無責任なことを平気で放言する「専門家」が出てくるのは本当に問題だ。そして、それをありがたがって取り上げるメディアも同罪だと言える。

今はネットで何でも調べられる時代である。その「専門家」がどういう学会に所属しているのか、論文をきちんと書いているのかくらい、調べればすぐにわかることだ。この場合、書籍ではいけない。きちんと他の専門家が査読して、それをパスしたうえで学術誌に掲載された学術論文を書いているかどうかが、真の専門家かどうかを見きわめる最低限の目安である。

依存症に関する「事件」や問題が、メディアを賑わせることは多い。それだけにメディアはもちろん、われわれ一人ひとりも、依存症に関する問題だけでなく、さまざまな問題に対してテレビや新聞に登場する「専門家」の質を見きわめるリテラシーを養わないといけない。

また、仮に本当の専門家だったとしても、会ったこともない人のことをあれこれと「診断」するのは、倫理的な基準にも抵触する。

「性的依存症」

さて、「セックス依存症」という病気はないと言いながら、この章のタイトルは「性的依存症」となっており、何だか言葉遊びをしているように受け止められるかもしれない。しかし、言葉の問題は非常に重要である。

まず再び強調すると、現時点で正式な診断名としての「性的依存症」というものは存在しない。一方、臨床的に見ると「性的依存症」と呼ぶべき行動上の問題はたしかに存在する。つまり、自らの性行動をコントロールできず、それがもとで数々の社会的な問題を来しているようなケースである。

本人としては、「やめたい」と思っていても、「やめられない」という状態になっているのであれば、それはまさに「依存症」そのもののように見える。

事実、正式にはまだ認められていなくても、多くの専門家は「性的依存症」という疾病概念を支持している。そして、その方向で研究や臨床実践が行われている。私自身も臨床場面や研究の際に「性的依存症」「性的アディクション」という用語を用いることはあるし、現に本書でも「性的依存症」という言葉を用いている。

ただし、安易なレッテル貼りにならないように、その際は必ず注釈をつけて用いているし、本書でもその概念について、すでに三ページを割いて説明しているところである。また、殊更センセーショナルな「セックス依存症」という用語は用いないように気をつけている。

専門家の間では、「性的依存症」を「嗜癖障害群」に加えようという意見はたくさんある。しかし、ギャンブルやオンラインゲームへの依存に比べると、まだ研究が少なく、病因、症状、治療、予後などの点で、依存症と言えるのかどうかは、今後の研究が待たれているというのが現状である。おそらく数年後にＩＣＤなどが改訂される際には、性的依存症という疾患概念が採用されるのではないだろうか。

二種類の「性的依存症」

性的依存症という正式な病名は存在しないが、現存する正式な障害のなかで、性的依存症と関連の深いものが二つある。この二つの障害の多くが、性的依存症と大きく重なるものだと考えられる。

第一は、**パラフィリア障害**である。これは、性の対象や方法に逸脱がある障害である。対象の逸脱としては、子どもに対して性的欲求を抱く小児性愛（ペドフィリア）、靴や制服など、物に対して性的欲求を抱くフェティシズムなどがある。

方法の逸脱としては、同意のない相手の身体を触ることに興奮する窃触障害（いわゆる痴漢行為）、盗撮やのぞきなどの窃視障害、見知らぬ相手に性器や性的行為を見せつけることで興奮する露出障害などがある。

性の多様化が叫ばれる現代にあって、多数派の性的指向や価値観を少数派に押しつけることがあってはならない。しかし、時代が変わっても、子どもや同意のない相手に対する性的行動は許容されるものではない。これは明確に一線を画す必要がある。そして、言うまでもなく、この大半は犯罪である。

もう一つの障害は、**強迫的性行動症**と呼ばれるもので、二〇一九年にＷＨＯによって公式に認められたものである。これは、それ自体では逸脱や犯罪とは言えない性的行動が過剰に反復されるものであり、その症状の概要は、表8.1のとおりである。具体的には、過剰なマスターベーション、浮気、ポルノやアダルトサイトの視聴、風俗店通いなどが含まれる。

性的依存症の研究データ

私は、刑務所や民間のクリニックで一〇年以上、「性的依存症」の人々の治療に関わっている。私たちの研究グループのデータの一部を紹介する。まず治療を受けている人の属性であるが、性別はすべて男性である。年齢は、平均三六・一歳で、三〇代が一番多く、次に多い四〇代と合わせると、この両世代で七割を占める。

問題行動の内訳としては、やはり痴漢が圧倒的に多く、四一・六%を占めている。しかし、痴漢ばかりではない。次いで盗撮・のぞき（三五・八%）、過度な風俗店利用（一一・七%）、露出（三・六%）、その他（六・六%）となっている。その他には、下着窃盗、小児性愛、強制性交などが含まれる。このなかで、過度な風俗店利用というのが、強迫的性行動症にあたり、残りの多くはパラフィリア障害にあてはまる。

仕事の有無を見ると、半数がフルタイムの仕事をしている。約三分の一が無職であるが、そのほぼ全員が事件によって職場を解雇された人たちである。

- 強烈かつ反復的な性的衝動または渇望の制御の失敗
- 反復的な性行動が生活の中心となり、他の関心、活動、責任が疎かになっている
- 性行動の反復を減らす努力がたびたび失敗に終わっている
- 望ましくない結果が生じているにもかかわらず、またそこから満足が得られていないにもかかわらず、性行動を継続している
- この状態が、少なくとも6か月以上の期間にわたって継続している
- 重大な苦悩、または個人、家族、社会、教育、職業、および他の重要な領域での機能に重大な問題が生じている

表 8.1　強迫的性行動症（WHO, 2019 をもとに作成）

婚姻状態は、既婚者が四〇％弱であり、残りは独身か離婚した人たちである。離婚に至った多くのケースは、やはり逮捕などが原因となっている。

　学歴を見ると、大卒以上の学歴を有する者が半数を占めている。

　このように、性的依存症患者は、比較的高い学歴を有し、家庭や仕事を持っている人たちが多いということが、薬物依存症やアルコール依存症などとは異なっている。

　性犯罪を行った人たちの動機については、最初は性的動機によって始めることが多いものの、次第にさまざまな動機に変わっていくことが特徴的である。それには、ストレス発散、スリルを味わうため、非日常感を得るため、達成感や征服欲を味わうため、孤独感を紛らわせるためなど多種多様である。

「性的依存症」の人は、人一倍性的欲求が強いというわけではない。しかし、性的行動が、「ストレス発散」など、さまざまな「機能」を持つようになり、周囲のさまざまな「引き金」と

結びつくようになると、性的行動がだんだん生活の中心となってくる。日常生活の多くの時間、性的ファンタジーが頭の中を支配し、少しでも時間があると、あるいはわざわざ時間を作って、性的行動を取るようになる。これは、ほかの依存症と同様である。

性的依存症の診断

「性的依存症」の診断において、特に注意すべき重要な点が三つある。一つは、単に性的な欲求や衝動が強いこと、頻繁に性的行動を行っていること、問題のある性行動を行っていることなどだけでは診断できないということである。大酒飲みが皆、アルコール依存症でないのと同じである。

冒頭に挙げた「性的依存症」の症状に立ち戻れば、性的行動のコントロールに困難があり、かつ日常生活に問題が生じていることが必要となる。たとえば、頻繁なポルノやアダルトサイトの閲覧、性風俗店の利用、複数の相手との性行動などがあったとしても、それだけでは診断基準を満たさない。

いくら眉を顰める性行動であっても、モラルの観点から「病気」と診断することは、過剰診断につながることに加え、診断に価値判断を持ち込むことになるので注意が必要である。

第二は、本人が苦悩しているといっても、それが性衝動が制御できないことやそれに起因する生活上の問題のための苦悩ではなく、周囲からの道徳的な批判や軋轢からの苦悩である場合は、診断基準を満たさない。

たとえば、思春期の青年がアダルトサイトの視聴を親に咎められた場合や、浮気が妻に露見して夫婦仲が悪くなった男性、自分の性的指向や嗜好に違和感を抱いている人々なども、それぞれの心理的苦悩を経験していることがある。しかし、それだけでは「性的依存症」に該当しない。

第三に、性的問題行動の責任回避のための手段として、診断名が使用されないようにすることへの留意である。後で述べるが、「病気」であることが、性犯罪の言い訳や刑事責任を軽減するための手段として悪用されることはけっして許されない。

性犯罪者がすべて診断基準を満たすわけではないし、仮に満たしていたとしても、刑事責任能力の議論とは分けて検討されるべきである。

病気とすることの意義

このような性的問題を抱える多くの人々にとって、「性的依存症」が病気として認知されること、そして「強迫的性行動症」のような疾患がＷＨＯによって正式に認知されたことには大きな意義がある。

まず、それは治療体制の整備につながるし、社会的な無理解や偏見の是正にもつながることが期待できる。

「性的依存症」は、本人に心理的苦痛をもたらし、適応上の問題を生じさせるだけでなく、HIVやその他の性感染症、性器の損傷などの害が生じることもある。たとえば、マスターベーションがやめられず、性器が擦り切れて出血しても止めることができないような人もいる。インターネットで性的パートナーを頻繁に求めて性交渉を持っていた人は、いつも性感染症の恐怖にさいなまれていた。また、性風俗店の過度な利用や頻回の浮気などで、多額の借金を抱えた人もいた。

そして、態様によっては、性犯罪につながる危険性もあり、その場合は他者を巻き込んで大きな害をもたらしたり、大きな社会不安を喚起したりする危険性もある。これらを未然に防止するためにも、治療につなげることが重要であることは言うまでもない。

性の問題はタブーとなりやすく、家族や周囲の人々、そして医療関係者を含む社会の側も大きな偏見や「アレルギー」を持ちやすいことが指摘できる。しかし、このような病気があることの理解が進むと、一般の人々だけでなく医療者や政策決定者の認識も改まり、偏見の緩和にもつながることが期待できる。

現時点では、「性的依存症」の治療を提供できる医療機関は非常に少なく、日本には片手で数えるほどしかない。これではいくら「治療が必要」と言っても、掛け声倒れに終わってしまう。メンタルヘルスの専門家の意識改革が早急に必要である。「誰か物好きに任せておけばよい」ではなく、「自分もやらなければ」という認知に変えてもらわなければならない。

行政の支援も必須である。他の依存症とも併せて、刑事司法制度のなかに「刑罰に加えて治療」という枠組みを作り、アルコール、薬物、ギャンブル、性などの依存が関与しているケースでは、すぐに治療につなげることができるように治療機関との連携を拡充していく必要がある。

第９章で詳しく述べるが、治療には確実な効果があるうえ、コストは刑罰よりはるかに低くすむ。

性犯罪との関連

数多い依存症のなかで、「性的依存症」、特にパラフィリア障害の場合は直接的な被害者が存在するというところが、大きな特徴である。そして、被害者には一生消えない深刻な傷を与えてしまうこともある。そのため世界中で「性的依存症」とその対策は大きな問題となっている。

しかし、性犯罪にあたるようなケースを「病気」として扱うことに対しては、大きな批判があることも事実である。

とはいえ、小児性愛や窃触障害（痴漢行為）などのパラフィリア障害が病気であるというのは、世界的な疾病分類で定められていることである。その背景には、何十年にもわたる地道な研究と臨床の蓄積がある。

　これに対し、「病気だからといって罪が軽くなるのは許せない」という批判も多く寄せられる。しかし、一般に病気を理由に責任能力が問題となるようなケースは、統合失調症などの重篤な精神疾患のケースに限られており、パラフィリア障害が認定されたところで、性犯罪の罪が軽くなることはありえない。アルコール依存症という「病気」があったからといっても、酔って人を殴ったり飲酒運転したりすれば、それは犯罪であるのと同じだ。

　ここで重要なのは、「性犯罪は犯罪か、病気か」という二者択一ではなく、犯罪であることは当然の前提として、そのうえで病気という視点も加えるべきだということである。そしてその対処においても、「刑罰か、治療か」という二者択一ではなく、大事なことは効果的な再犯防止のために「刑罰に加えて治療を」という選択肢を加えることである。

　犯罪であれば、罰を受けるのは当然のことである。しかし、アルコール依存症の人が飲酒運転で人をはねてしまった場合、罰だけで終われば、また同じようなことを繰り返してしまうだろう。

　そもそも痴漢や盗撮などの場合、刑罰といっても、初犯の場合や示談が成立したような場合は、罰金や執行猶予などで済むことがほとんどで、すぐに日常生活に戻されることとなる。

　すると、しばらくの間は再犯に歯止めがかかったとしても、そのうち、生活のなかで「引き金」が引かれることが続くと、それでまた再犯に至るリスクが非常に高くなる。

　したがって、罰金や執行猶予になった場合、「あとは自己責任で治すように」ではなく、保護観察制度を活用したり、治療命令のような制度を新設したりするなどして、強制的にでも治療につなげることをしないと、喉元過ぎればということになってしまう。

刑罰の限界

性犯罪の刑罰に関して、現状では罰が軽すぎるということがよく指摘される。したがって、十分な議論のうえ、その罪の大きさに見合った罰とするならば、それは厳罰化というよりむしろ、罰の適正化と言うべきであろう。

　とはいえ、ここで注意すべきことは、厳罰化には再犯率をわずかながら高めてしまうというエビデンスがあるということである。詳しくは第9章で説明するが、この科学的事実には留意する必要がある。

　現行の刑罰に加えて、刑務所出所後にもＧＰＳを装着したり、居住地を公開して監視することや、薬による「化学的去勢」を行うなど、諸外国でなされている対策を導入すべきだという意見も多い。しかし、その際もエビデンスと照らして冷静に議論することが必要である。

まず、GPSによる電子監視や居住地の公開などに関しては、「効果」が実証された研究は一つもない。むしろ、研究知見は一致して、これらの方法には再犯抑制効果がなく、コストばかりが著しく増大することを示している。そして、言うまでもなく、人権上の懸念も大きい。

「化学的去勢」というのは、抗男性ホルモン剤の投与によって、性的欲求や衝動を抑制しようというものである。これが上の二つと異なる点は、再犯抑止においてかなりのエビデンスがあるということである。とはいえ、これが万人に効くわけではないし、副作用もある。何より、本人が薬を飲むのをやめたら効果がなくなることは言うまでもない。


性犯罪が卑劣で重大な犯罪であることはまちがいない。そのため、人々は大きな不安を抱き、感情的な反応をしがちである。とはいえ、一時の感情に流されてヒステリックな反応をするのではなく、冷静に効果があるかどうかエビデンスを考慮しながら、その対策を考えることが何よりも重要である。

治療の効果

性犯罪の再犯については、再犯率が高いということがよく指摘されるが、これは必ずしも正しくはない。法務省が二〇〇七年に実施した犯歴一〇〇万人調査によると、性犯罪全体の再犯率は数%程度である。再犯率が高いのは、痴漢や盗撮のようなパラフィリア障害にあたる犯罪である。法務省による有前科者に対する特別調査のデータによれば、痴漢の再犯率は執行猶予者で約二〇%、刑務所出所者で約五〇%となっている。刑務所に入っても、その半分はまた再犯をするのである。

性犯罪者に対する治療のエビデンスを見ると、アメリカの犯罪心理学者マッケンジーらによるメタアナリシスでは、認知行動療法によって、再犯率が半減することが明らかになっている。具体的には、治療をしない場合の再犯率が二一%であったのに対し、認知行動療法を実施した場合は、九%となっている。

われわれの研究グループは、「性的依存症」によって治療を求めた男性を対象にして、認知行動療法と自助グループの効果を比較した。六か月間の治療期間とその後のフォローアップ期間、計一年間にどれくらいの人が再犯をしたか、逮捕、自己報告、家族からの報告などによってデータを集めた。その結果、どちらの場合も再犯率はわずか四%未満であった。また、性衝動やネガティブ感情などに対する対処スキルに関しては、認知行動療法を受けた人々のほうが有意に改善し、治療出席回数も有意に多かった。

再犯した人々としなかった人々を比較してみると、前者はより併存疾患（うつ病など）が多く、初犯の年齢が低いことがわかった。初犯年齢は、再犯なしのほうが平均二四・三歳であったのに対し、再犯ありのほうは一七・八歳であった。

これらの結果から言えることは、まずどのような形であれ、治療につながっていることは、再犯を大きく抑制する。しかし、何らかの併存疾患のあるケースや若いときから性犯罪を繰り返しているようなケースは再犯リスクが高いため、より強力な治療や周囲の監督などが必要だということである。

性犯罪者の認知のゆがみ

性犯罪のリスクファクターとして、やはり「認知のゆがみ」が指摘される。特に、性や被害者に対する認知のゆがみが顕著である。

性犯罪者の主な認知のゆがみには、以下のようなものがある。

・相手も望んでいた
・相手から誘ってきた
・露出の多い服を着ているのは、誘っているのだ
・一対一で食事に応じたということは、性的関係もＯＫの意味だ
・こんなに酒を飲むのは、相手も性的関係を望んでいるのだ

- 嫌だと言わないのは、同意のサインだ
- 嫌だと言っても言葉の上だけで、嫌がっていないのだ
- 女性は襲われたいという願望を持っている
- 親密な間柄であれば、セックスをしても当然だ
- 一度セックスしてしまえば、こちらのことを好きになる
- 子どもにも性的欲求がある
- 早く性的体験をすることは、教育的である

性犯罪者の認知のゆがみには、二つのパターンがある。一つは、本心からそう思っているタイプであり、もう一つは犯罪の言い訳として悪用しているタイプである。どちらにもそれぞれ特有の問題性がある。

まず、本心からそう思っているタイプであるが、これはより病理が深いといえる。「認知のゆがみ」とは、考え方の癖のようなもので、本来的には本心からそのように思い込んでおり、人から指摘されなければ、本人はその「ゆがみ」に気づかない。そして、本人はそう思い込んでいるのだから、その思い込みに従った行動に出る。

たとえば、痴漢常習者は、露出の多い服装の女性を見ると「痴漢されてもＯＫのサイン」

「向こうも誘っている」「こんな服装をしているのが悪い」などと考える。強制わいせつや強制性交の常習者は、食事に誘ってOKされたら、それはすなわちセックスもOKのサインだと考える。

彼らは、何かにつけ自分本位な物事のとらえ方をし、相手の立場に立った考え方をするのが非常に苦手である。このように共感性の低い人々は、そもそも相手の表情から感情を読み取ることができなかったり、非言語的なサインが伝わらなかったりする。被害者が嫌な顔をしていても、そもそもその表情を読み取ることができないので、「嫌と言わなかったから相手も同意していた」などと本気で言えるのである。

もう一つの言い訳として「認知のゆがみ」を用いるタイプは、自分の行為の加害性は理解している。そしてある程度の罪悪感を有している。しかし、性的な衝動に勝てず行動に出る際に、意識的、あるいは無意識的に「認知のゆがみ」を持ち出して、行動を合理化しようとする。「いけないこととは思っていたが、相手が誘ってきたから」などと相手のせいにして、自分の加害性を打ち消そうとするのである。これは犯罪者特有の「認知のゆがみ」であり、「中和の技術」と呼ばれている。

したがって、治療においても、これらの認知のゆがみをターゲットにして、その修正を図ることが非常に重要になってくる。

被害者を責める人々

わが国では、性犯罪が起きると、加害者だけでなく被害者を責める風潮がある。これは非常に大きな問題である。

たとえば、性被害を訴える人に対して、「隙があったからだ」「我を失うほど酒を飲んだりするからだ」「そんな服装をしていたからだ」などという具合である。しかし、思い出していただきたいのは、これらは性犯罪者の「認知のゆがみ」と瓜二つである。つまり、性犯罪の被害者を責める人々は、性犯罪者と同じ「認知のゆがみ」を抱いているのだと言える。

さらに、このような人々に共通する「認知のゆがみ」がある。それは「**公正世界信念**」と呼ばれるものである。われわれが、漠然と抱いている「世のなかは公正にできている」という信念、これが「公正社会信念」である。

このような信念を強く持つ人は、「世のなかは公正なのだから、悪いことをした人にはバチが当たって当然だ」などと考えている。すると、「被害に遭うような人は、何らかの落ち度があったのだから、被害にあったのだ」と考えてしまうのである。そのため、被害者をバッシングすることに抵抗感を抱かなくなる。

しかし、事実はまったく違う。性犯罪に限らず、犯罪はそもそも不公正なものであり、被害者に何の落ち度がなくても被害を受けることがある。また、仮に落ち度があったとしても、それにつけ込んで加害行為をはたらいてよいという理由はまったくない。

被害者を責める人々は、性犯罪者と同じ「認知のゆがみ」を抱いていること、そして「公正な社会」という幻想にとらわれるあまり被害者を責めることで、自分こそが公正な社会を乱していることを自覚すべきである。

性犯罪は加害者と被害者だけの問題ではない。社会全体として取り組まなければならない重要な問題である。

その際には、被害者の保護やケアはもちろんのこと、性犯罪の背景の分析、加害者への適切な刑罰、そして再犯防止のための治療、これらを科学的エビデンスに基づいて冷静に検討することが大切である。

第9章　薬物依存症への対策――「処罰」から「治療」へ

嘘：薬物使用で刑務所に入るのは当たり前のことである
真実：先進国のなかで薬物使用で刑務所に入るのは日本くらいである

芸能人へのバッシング

日本では芸能人などが薬物使用で逮捕されるたびに、ハチの巣をつついたような大騒ぎになる。ワイドショーだけでなく、お堅い新聞やニュースですら、大事件扱いで報道する。それこそ、あたかも国を挙げて極悪人をバッシングしているかのような有様だと言っても過言ではない。

最近は、薬物依存症への理解があるキャスターやコメンテーターも少しは出てきたが、彼らが少しでも薬物使用者を擁護するような発言をすると、彼らのほうまで袋叩きに遭う。

そしてその後、当の芸能人に何が起こるかといえば、お決まりの「活動自粛」「ＣＭ中止」「ＣＤ回収」「出演作品の放送見合わせ」などである。さらにいつからか、釈放される際に警察署の玄関で多くのテレビカメラに囲まれ、「謝罪セレモニー」をすることが通例となった。なかには土下座をして謝罪した若いタレントもいた。それに対して、マスコミは土下座の時間を計ったり、前からだけではなく横からのアングルで「背筋が伸びている」などと評したり、相変わらずくだらない報道に余念がなかった。

あのとき、彼はいったい誰に対して頭を下げていたのだろう。謝罪のなかでは、「このたびは私が起こしました事件で皆様にご心配をおかけし、誠に申し訳ございません。そして日頃より私を応援してくださっていますファンの皆様、関係者の皆様には、多大なるご迷惑をおかけしたことを、心より深くおわび申し上げます」と述べていた。

つまり、ファンや関係者だけでなく、「皆様」に対しても、頭を下げていたということである。直接・間接に迷惑をかけ、期待を裏切ってしまった相手だけでなく、芸能人ともなればその影響力の大きさから、不特定多数の「皆様」にも謝罪しなければならないのは大変である。

しかも、ＳＮＳの時代になって、心ない罵詈雑言や中傷を投げかけられ、「炎上」してしまうことが増えたため、尚更気を遣うのであろう。しかし、土下座をしても、その頭を上から踏みつけるように叩き続ける人々がいる。こうした騒動を見るにつけ、不謹慎ながらも何だかみんな事件を喜んで、楽しんでいるように見えてしまう。

さらに醜悪なのは、芸能レポーターたちが「逮捕間近な芸能人は大物歌手Xだ」「次のターゲットは国民的アイドルのAだ」などと、ネットや週刊誌などで「イニシャルトーク」をして盛り上がっている様子である。二〇二〇年五月には、薬物使用を邪推されたタレントが、薬物検査までして噂を否定するという騒ぎすらあった。これら芸能レポーターたちもまた、薬物問題をエンターテイメントにして楽しんでいるとしか思えない。

一体なにがそんなに楽しいのだろう。有名人の転落劇が愉快なのか、「予想どおりだった」、あるいは逆に「意外だった」という一時の興奮が楽しいのか。いずれにしても、サディスティックでいやらしい楽しみだというほかない。

しかし、人間は元来そういうものかもしれない。スケールは違うが、古代ローマでは人々は剣闘士に死ぬまで闘わせてそれを娯楽としていたし、中世では魔女狩りが人々を熱狂させた。誰かの不幸や転落を楽しむことは、何もいま始まったことではないだろう。

死闘や死刑をエンターテイメントとして消費できなくなった「文明人」は、もう少しささやかなところで、人の不幸を楽しんでいるだけなのかもしれない。そして、それにつきものの多少の罪悪感を払拭するために、「薬物は犯罪だ」「厳しく罰せられるべきだ」と正義感を前面に押し出して主張する。しかし、やはり吊るし上げは吊るし上げだ。

公正世界信念

しかし、それだけではない心理的な理由もある。

前章でも紹介したが、ここにも「**公正世界信念**」が関連している。「よい行いをしていると報われるが、悪い行いをしているとバチがあたる」という昔話の世界によくある勧善懲悪の考え方である。これは一面では、人々に善行を勧める働きがある。「神様はちゃんと見てくれていて、正しいことをするとご褒美をくださる。だから、真面目に生きていこう」というモチベーションにつながる。

一方、逆にこの信念は、「悪いことをしたヤツにはバチが当たって当然」という見方にもつながる危険性をはらんでいる。公正な世界を守るためには、悪いことをした者をこの世界から排除しなければならないという気持ちにまで行きついてしまうこともある。

日本社会は、ルールを守ることに重きが置かれる社会である。それが、世界から見ると真面目で礼儀正しい国民であると評価されるし、トップクラスの治安のよさを誇っている。しかし、そうした明るい一面の背後には、ひとたび社会を乱した者に対しては、容赦なくバッシングをして、排除しようという不寛容で暗い一面が潜んでいる。

近年ますます「自分たちは真面目に生きているのに、不真面目なことをしている連中はずるい、けしからん」と考える人々が増えている。一五年以上にわたって犯罪が激減しているこの国において、キャンバスが白くなればなるほど、小さな汚れやシミが目立ち、それを取り除かないと綺麗な白は維持できないとでもいうかのようだ。

こうして、神経質な不寛容が拡大する。不祥事を起こした芸能人の過去の出演作品の放送自粛やCDなどの回収騒動もその延長線上にある。さらには、秩序を乱すと感じた人々への反応として、新型コロナウイルス感染症のパンデミックにおける「マスク警察」「自粛警察」、さらには感染者へのバッシングなどにも同様の心理が指摘できる。

一方、海外でもセレブがドラッグを使ったという事件がたびたび起こる。しかし、海外ではドラッグを使った芸能人には比較的寛容である。それを疑問に思っている人も多いだろう。その理由は、そもそもドラッグに対する意識の違いもあるだろうが、ルール違反全般に対しても、こうした社会的な「信念」の違いが大きく影響していると言える。

ここで誤解してはいけないのは、何も犯罪を許容しよう、薬物に対して寛容であろうと言っているのではないということだ。過度な「信念」にとらわれるあまり、罪を犯した人、過ちを犯した人に対して、法で定められた罰とは別に、社会が極度のバッシングをしたり、排除したりしようとする傾向に対する危うさを指摘しているのである。

土下座をして謝った若いタレントのケースでは、彼自身も「公正世界信念」にとらわれていたために、社会的排除を恐れて、「ルールを破ったこんな僕ですが、どうぞ許してください。これからは正しい人間になります」という気持ちが高じたのであろう。

　彼に土下座を「強要」したのは、このような日本社会に蔓延する「信念」や「不寛容」であるが、彼自身もその「信念」の罠にとらわれていたために、過剰な土下座という行為に出てしまったのである。

　また、本人にその意図はなくても「薬物使用者は悪人なのだから、このような辱めを受けて当然だ」というメッセージを広く流布してしまったことにもなる。自らが反省の意味を込めてあえて屈辱的な態度を取ったことが、結果としてさらに多くの悪影響をもたらしてしまったのではないかと懸念する。

「公正世界信念」のおかげで、われわれは治安の良さを享受でき、「真面目にやれば報われる」と信じて、それを日々のモチベーションとすることができる。しかし、その負の側面にも十分に注意する必要がある。

　私はこのような理由から「謝罪セレモニー」はやめるべきだと思う。そして、さらにもう一つ今後やめるべき報道姿勢がある。それは、あたかも晒しもののように連行場面をテレビで流すべきではないということだ。これもやはり、「薬物使用者は悪人だ」というイメージを必要以上に広く世間に印象づけることになるだけでなく、本人の尊厳をいたずらに貶めるものでしかないからだ。それは、単なる興味本位の晒しものでしかなく、メディアがこぞって石を投げるようなものである。

さて、さきほどの若いタレントの話に戻れば、今後彼がするべきことは、これ以上屈辱のなかで、ひたすら頭を下げ続ける人生を歩むことではない。薬物からの立ち直りのゴールは、単に薬物をやめ続けるだけではなく、自尊心や自分の尊厳を取り戻すことでもある。自分らしい生き方を取り戻し、自分らしい方法で周りの人や社会に貢献ができるようになることである。自分を大切にできなければ、周りを大切にすることなどできるはずがない。

そして、われわれがすべきことは、ひとたびは過ちを犯したかもしれないが、反省をして立ち直ろうとする人がいるとき、そのような人々をなおも蔑んだり、排除したりするのではなく、彼らを受け入れて立ち直りの支援をすることである。

あのとき、土下座をして過去を悔いる若者に、手を差し伸べる大人は誰もいなかった。しかし、これから彼が更生の道を歩むとき、「はやく帰っておいで」「おかえり」と言って手を差し伸べる社会、そのような社会こそが、真に公正な社会だと言えるだろう。

厳罰化論

薬物問題への対策として、事件が起きるたびに人々が声高に叫ぶのが厳罰化論である。

薬物使用の場合、初犯だと大抵の場合、執行猶予つき判決となる。それが甘いということで、「初犯だろうが何だろうが、法をもっと厳しくして刑務所に入れるべきだ」「罰が軽いから繰り返すのであって、重くすれば懲りて確実に減る」という考え方である。しかし、厳罰化をすると本当に薬物事犯は減るのだろうか。懲りたらやめられるほど、薬物とは簡単なものだろうか。

まず、現在、薬物事犯の件数は、減少傾向または横ばいであるという事実がある。特に少年の薬物事犯は平成に入ってから激減している。つまり、別に罰を重くしないでも減っているのである。罰が軽いから薬物事件が減らないというわけではない。

そして、より重要なことは、前章でも述べたように、薬物事件に限らず、処罰だけでは再犯率が増えるというエビデンスがあるということだ。数多くの研究によって、厳罰化によって再犯率が三―五％増加するというエビデンスが繰り返し見出されている。

その理由としては、刑務所に入ることで、犯罪的な人々とのつながりが増えること、家族友人とのつながりが絶たれること、職を失うこと、自尊心が損なわれること、スティグマが大きくなり社会から排除され孤立してしまうことなどが挙げられる。これらは、いずれも薬物依存症のリスク要因である。つまり、更生させるどころか、リスクを高める結果になっているのだ。

薬物の使用は犯罪であることは間違いないが、その再犯率が高いのは、本人が反省していないことや懲りていないことが原因ではなく、犯罪であると同時に「やめたくても、やめられな

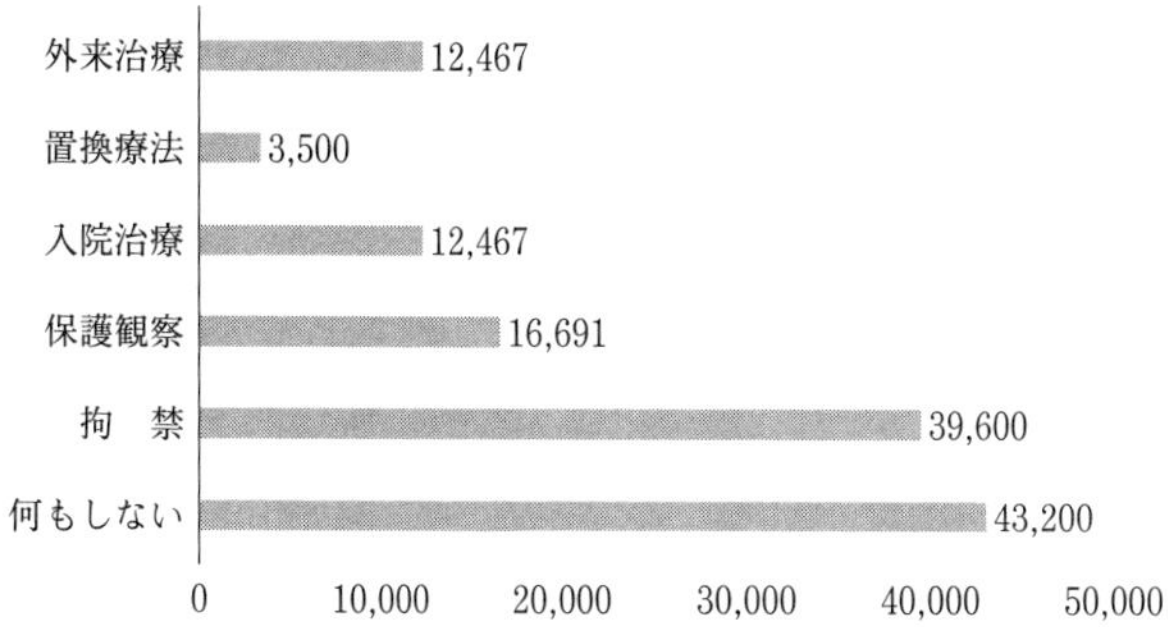

図 9.1　さまざまな対処法のコスト（単位：ドル）（Institute of Medicine, 1996 をもとに作成）

い病気」だという側面があるからである。また、薬物使用を促進するさまざまな心理的、社会的問題を抱えているからである。したがって、刑罰と合わせて、あるいは刑罰より先に治療を実施すべきであることは明白である。

　執行猶予をなくして刑務所に入れるのは、逆効果しか生まない最悪の選択であり、むしろ執行猶予を拡大して、たとえ強制的であっても治療を受けることができるような仕組みを整えるべきである。これは法律を変えないと実施できない方策であるが、今後ぜひ真剣に検討すべきである。

　コストの問題も考えないといけない。これはアメリカの試算だが図9.1を見ると、刑務所は年間一人あたり、三九六〇〇ドル（約四一五万円）ほどのコストがかかる。一方、外来治療は一二四六七ドル（約一三〇万円）ほどですむ。また、依存症治療に一ドル投資すると、薬物問題関連コスト（拘禁、医療費、犯罪、失業など）の四—

七ドルが節約できるというエビデンスもある。効果がないことを、わざわざ高いコストをかけてやるという主張のどこに合理性があるのだろうか。

現在受刑中の者で薬物事犯で一〇回以上刑務所に入っているという人が、何と二〇〇人以上もいる。彼らを死ぬまで刑務所に入れ続けることが、適切な対処なのだろうか。そして、それがこの国の正義なのだろうか。

どれだけ懲りても、どれだけ反省しても、そしてどれだけ強い意志でやめようと思っても、やめられないのが「依存症」である。いくら罰を与え続けても、その解決にはならない。

何度も逮捕されたり、受刑したりしても薬物がやめられないことを、本人の責任として責めたり、嘲笑したりするのではなく、こうなっているのはそもそも刑罰だけでは効果がないことの表れではないかと一度立ち止まってみるべきではないだろうか。

繰り返し刑務所に入れ続けることは、まるで大きな岩を山頂まで運んでは麓まで転げ落ち、また運んでは転げ落ちを繰り返す「シジフォスの神話」のようで、無益な苦役を与え続けているだけのように思える。

本章冒頭の「嘘」と「真実」で示したように、わが国は、先進国のなかで、違法薬物使用への対策について、もっぱら処罰に頼っている数少ない国の一つである。

それに対し、今や薬物使用に対する世界の潮流は、「処罰よりも治療を」という一言に尽きる。これは薬物に寛容になれということではなく、薬物から立ち直りたい人に寛容になれということである。たとえば、覚醒剤を合法化している国は、世界に一つもない。大麻であっても、合法化されているのは、今のところ世界でわずか三か国だけである。国連条約にも大麻を含めて第4章で説明したような薬物は違法だと明記されているし、それは揺るいでいない。誰も薬物に寛容な社会を目指してなどいない。

　しかし、薬物使用者の立ち直りには、彼らに対して寛容な社会がどうしても必要であるし、それが何より効果的なのである。処罰や社会からの排除は、むしろ逆の効果しかなく、唯一効果があるのは治療や福祉といったヒューマンサービスだということが、長年の科学的研究で明白になった事実である。

　薬物使用者を社会のなかに包摂し、効果的な治療や福祉的サービスを提供すること、そしてそれが受けやすい社会にすることが、何よりも薬物問題の解決には最も効果的なのである。これはなにも人道的な見地だけからの美辞麗句ではなく、科学的エビデンスに裏づけられたたしかな事実なのである。

エビデンスに基づく薬物対策

これからの時代、薬物対策に関しては、エビデンスに基づく対策、エビデンス・ベイスト・

プラクティスが何よりも求められる。

エビデンス・ベイスト・プラクティス（Evidence-Based Practice：ＥＢＰ）とは、科学的根拠に基づいて、問題の背景や人々の価値観などを重視しながら、医療、教育、福祉、政策などの実践方法を決定することを言う。これは、従来、イデオロギー、印象、思い込み、慣習、好みなどによって意思決定がなされていたことと鋭く対立する。

薬物対策を考えるときも、単に従来の慣行や既存の制度だけに縛られて、その「**効果**」を科学的な視点から十分に考慮しない態度は、もはや時代遅れであり、望ましいものではない。現代社会における政策決定においては、わが国の文化や世論などを十分に考慮しつつも、「その対策には効果があるのか」という問いに答えるエビデンスに基づいたものとすることが、今後ますます重要になってくる。

たとえば、厳罰化は薬物問題の解決に効果があるのか、薬物依存治療の効果はどうか。常識的に考えれば、いずれも効果がありそうに見えるかもしれない。しかし、「効果がありそう」「あるだろう」というのは、個人的印象や主観であって、それを根拠にはできない。

逆に、ある特定のアプローチを「そんなものに効果があるわけない」とアプリオリに決めつける態度も問題である。われわれ人間は、とかく間違うものである。その主観や常識に頼るのでは、間違いを犯してしまう危険が高くなる。

「人は間違うものである」という当然の事実に基づいた謙虚な前提に立ち、真に効果のある対策を採ろうとする態度が、エビデンス・ベイスト・プラクティスにほかならない。

これまで述べてきたように、依存症とは、薬物による快という強力な力によって、脳の中の報酬系と呼ばれる神経回路が支配され、本人の意志によるコントロールが及ばなくなった状態を言う。その場合、やはり外からの罰の影響も及ばなくなってしまっている。

薬物依存症者が何度逮捕されても、心身に異常が現れても、あるいは家庭や社会生活が破綻してしまっても、薬物をやめることができないのはそのためである。このように薬物依存症のメカニズムを科学的に見れば、罰によって依存症を解決することは不可能であることがわかる。

したがって、問題の解決には、やはり治療が必須となる。そして、その効果をエビデンスが示している。治療のメタアナリシスを見ると、刑務所の中で薬物依存症治療を実施した場合、再犯率は一五ポイントほど低下することが見出されている。また、社会内で治療を実施するとさらに効果が大きくなり、再犯率はおよそ三〇ポイント低下する。

さまざまなアプローチのエビデンス

薬物問題に対して、処罰や治療だけでなく、ほかにもどのような対策があるのか、そのエビデンスはどうかについて簡単に見てみたい。『ランセット』の薬物問題特集号では、薬物問題へのさまざまな対策についてのエビデンスがまとめられている（表9.2）。

エビデンスは常に変化し、臨床場面では最新最善のエビデンスを使うことが求められるため、これは現時点でのエビデンスの一例でしかないが、一つの指針にはなるだろう。

これを見ると、現時点でエビデンスがあると言えるのは、薬物供給削減と刑事司法分野では、密輸の取締りや前駆物質の統制しかない。前駆物質というのは、合成薬物の材料となるような化学物質や医薬品のことで、その流通を厳しく管理するという方法である。これらの方法には、ある程度の効果がある。

そして、逮捕や拘禁に効果がないことは、ここでも明らかになっている。一方、ドラッグコートなど刑事司法の枠組みで強制的に行う治療にも一定の効果がある。**ドラッグコート**というのは、アメリカで始まった対策であり、薬物専門の裁判所を作って、薬物犯罪をそこで裁くというものである。

ドラッグコートで被告は、社会内で依存症の治療を受けるか、刑務所に入るかの選択を迫られる。もちろん、ほぼ全員が治療を選択する。そして、所定のコースを修了すれば、それで刑務所行きは免れる。治療過程の折々には、裁判所に出頭し、裁判官やセラピスト、家族などを交えて和やかに経過の報告や支援がなされる。

予防的アプローチでは、第4章でも述べたが、わが国で幅広く行なわれているような「薬物

	具体的内容	エビデンス
薬物供給削減		
代替開発	ケシ、コカなどの栽培に代わって小麦など別の作物栽培を奨励する	ほとんどエビデンスはない。コストが非常に高い
密輸の摘発	国境・税関等での取締り	薬物価格を吊り上げる効果が大きいが、コストが大
刑事司法		
街頭での取締り	繁華街などでの薬物使用、売買等の取締りを行う	街頭での薬物使用などは抑制できても、薬物使用そのものを抑制する効果はない
逮捕・拘禁	薬物の使用・密売等に関わった者を逮捕し、刑務所等に拘禁する	いくらかの効果はあっても、社会に戻ると消失する。コストが非常に大きい
強制的教育・治療	刑罰に代わって、または併用して治療を実施（ドラッグコート等）	自発的治療よりは小さいが、薬物使用を抑制する効果がある
予　防		
家族教育プログラム	しつけのスキル、家族内の問題に対処するスキルなどを教育する	薬物使用の開始を遅らせるとのエビデンスあり
薬害教育	薬物の害についての啓蒙教育	効果があるとのエビデンスなし
ソーシャルスキル訓練	一般的な社会的スキルの訓練を行う	ある程度の効果があるとのエビデンス
マスメディア	マスメディアを利用した反薬物キャンペーン	効果があるとのエビデンスなし
治　療		
心理社会的治療	リラプス・プリベンション、随伴性マネジメント、動機づけ面接	薬物使用、薬物使用に関する害、犯罪を抑制する上で良好なエビデンス
自助グループ	最も広範囲に実施されているピア教育型の介入	研究は少ないが、薬物使用や犯罪を抑制するエビデンス
ハーム・リダクション		
置換療法（維持療法）	薬物（ヘロイン等）の代わりに、より毒性や依存性の小さな薬物を投与する	死亡率、薬物使用、HIV や肝炎の感染を抑制するとの強いエビデンス、費用対効果大
注射器・注射針交換	清潔な注射器や注射針を配布する	HIV 感染を減らす、治療導入を動機づけるという観察研究によるエビデンス

表 9.2　さまざまな薬物対策の選択肢とそのエビデンス（Strang, et al., 2012 をもとに作成。一定のエビデンスがあるものを網掛けとした）

防止教育」やマスメディアでのキャンペーンには残念ながら効果はなく、スキル訓練を伴った予防プログラムにのみ効果がある。欧米では、スキル訓練を中心にした予防プログラムが多数開発され、エビデンスが蓄積され始めている。

たとえば、コーネル大学の研究グループによる「生活スキル訓練プログラム」は、アルコール、タバコ、違法薬物の誘いを断るスキル、自己統制スキル、社交スキルなどの訓練を通して、薬物使用を防止するものである。

そして、治療については、最も確実な効果があるのは認知行動療法であり、なかでもアディクション治療に特化した「**リラプス・プリベンション・モデル**」が最も幅広く実施されている。リラプス・プリベンションについては、次章で詳しく紹介するが、その治療の中心は、薬物使用に関する引き金を同定し、それに対処するためのスキルを訓練するものであり、ここでもスキル学習が中心となっている。

ハーム・リダクション

数多い対策のなかでも一番大きな効果があるのは、第4章で触れたハーム・リダクションである。ただし、その効果とは「断薬」に対する効果ではない。ハーム・リダクションとは、断薬を目指すものではなく、薬物使用に伴う「害」を減らすことをターゲットにしたアプローチだからである。

メサドン維持療法や注射針・注射器交換プログラムには、ヘロイン過剰摂取による死亡、HIVやC型肝炎などへの感染の抑制などに関して、大きな効果が示されている。さらに、結果的には、断薬にも間接的な効果を及ぼすことがわかっている。世界でいち早くハーム・リダクションを実施したスイスでは、その後ヘロイン使用人口が劇的に減少している。

わが国ではそこまでラディカルな方法には抵抗があるだろうが、「穏やかなハーム・リダクション」の動きが浸透しつつある。

その一例は、アルコール依存症の治療現場で見ることができる。かつて、アルコール依存症の治療といえば、「断酒」が絶対的なゴールであった。しかし、最近では中間的なゴールとして、あるいはケースバイケースで最終的なゴールとしても「節酒」の可能性を検討するようにもなっている。

わが国のアルコール依存症研究の第一人者である久里浜医療センターの樋口進院長は、かつての状況を指して「節酒などと言おうものなら、国賊扱いをされた」と述べている。

また、「アルコール依存症者が、酒を一滴でも飲めば、たちまち依存症に戻ってしまう」などという事実とは異なることが、あたかも真実であるかのように、まことしやかに語られていた（いや、今でもこのような「迷信」を信じている人は多い）。

科学的エビデンスは、こうした長年の思い込みや誤った信念を修正してくれるのである。

薬物問題に対する国際的潮流

わが国では近年ようやく、「モラルモデル」一辺倒から「医療モデル」「認知行動モデル」へのシフトが見られつつある。そして、それに伴って依存症への治療の重要性が指摘されるようになった。

しかし、薬物問題に対する治療の重要性は、何も今になって言われ始めたことではなく、六〇年前に制定された「麻薬単一条約」第36条第1項でも、以下のように規定されている（傍線引用者。以下同）。

> 締約国は、薬品の濫用者が……犯罪を犯した場合には、有罪判決若しくは処罰に代わるものとして又は有罪判決若しくは処罰のほかに、第38条1の規定に従って、そのような濫用者が治療、教育、後保護、更生及び社会復帰の措置を受けるものとすることができる。

さらに、欧州連合（European Union：EU）は、これを一歩進めて、その薬物政策（2013–2020）やアクション・プラン（2013–2016）のなかで、「加盟国は、薬物使用の罪を犯した者に

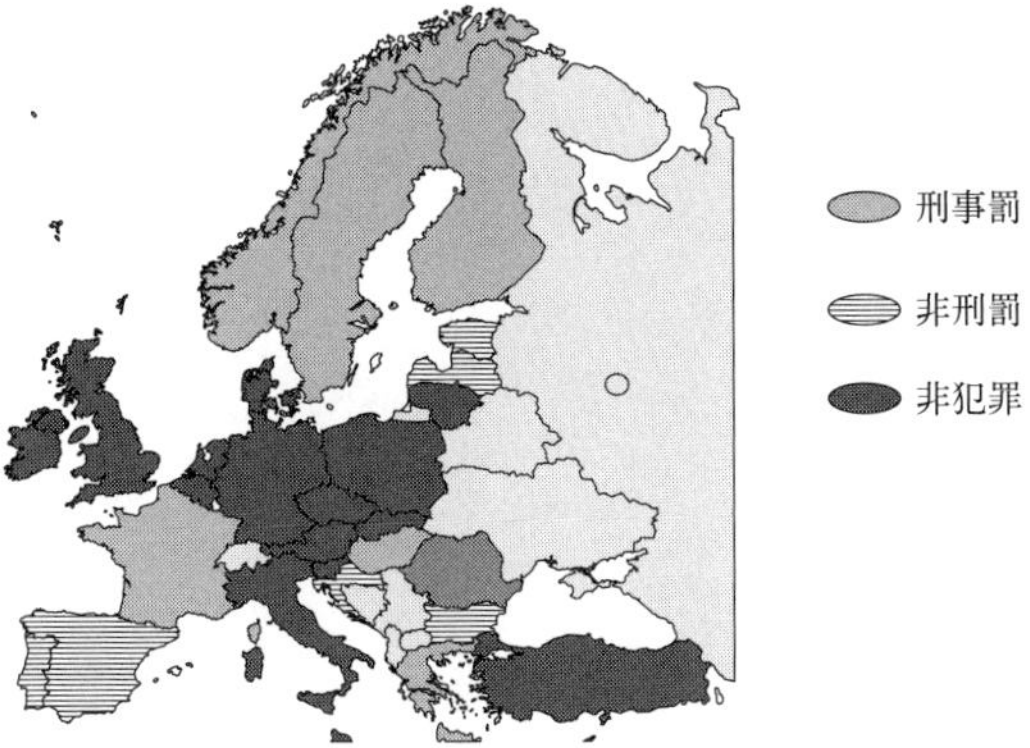

図 9.2　EUにおける薬物政策（EMCDDA, 2019をもとに作成）

対し、それが適切な場合はそれぞれの国の法的枠組みに照らし合わせて、強制的処罰に代わる代替措置（教育、治療、リハビリテーション、アフターケア、社会再統合）を提供すべきである」と規定している。

これを受けて、EUの多くの国では、薬物使用を刑事罰や拘禁刑の対象外にする（非刑罰化）、それだけでは処罰されない（非犯罪化）などの動きが進んでいる。そして、社会のなかで治療ができるような治療インフラの整備を進めているのである。

したがって、これらの国では薬物を使用しただけで刑務所に入ることはない。密輸や密売は重罪であるが、それと単純な使用とは厳格に区別をしている。そして、後者の場合は、拘禁や処罰よりも、社会内での治療が優先されるのである。

薬物問題に関する国連決議

国連は、二〇一六年四月の総会において、麻薬特別総会を開催した。これは前回の開催から一八年を経てのことであった。一八年前の同特別総会では、国際社会は「薬物戦争」を旗印に、違法薬物に対して徹底的な取締りと厳罰化で臨むことで国際協調を図ろうとした。

しかし、この二〇年近くの間に、多くのエビデンスが蓄積されてきたことによって、「薬物戦争」政策は失敗であったことが、明確になってきた。一方、薬物依存症への治療などの医療的、公衆衛生的アプローチの効果には、明確なエビデンスがあることもはっきり示されてきた。

こうした動きを受けて、この国連総会では、薬物問題に対して新しいアプローチを採ることが盛り込まれたのである。その結果、多くの国々では、薬物政策を見直し、エビデンスに基づく新たな対策を講じている。しかし、わが国はいまだに二〇年前の政策で止まっているような現状である。

では、この麻薬特別総会では、どのような議論がなされたのであろうか。第一は、薬物使用者の人権と尊厳を尊重することの再確認である。決議には、「薬物プログラム、対策、政策の文脈において、すべての個人の人権と尊厳の保護と尊重を促進すること」が重要であると記載されている。また、具体的な提言としては、以下のようなことが列挙されている。

①政策決定者は、人権と基本的自由を完全に尊重し、個人、家族、社会的弱者、社会全体の健康、安全、幸福を保護するために、包括的でバランスの取れたアプローチを採ること。

②予防や治療プログラムなどの保健。社会サービスに対する差別のないアクセスを保障すること。特に、刑務所に収容されている者や女性に対して、同等の適切なサービスを提供すること。

第二は、右とも関連するが、薬物問題に対して処罰に代わる新たなアプローチを採ることが推奨された。まず、これまでの「犯罪」としての見地から、「公衆衛生」としての見地が重視されるようになった。薬物問題を公衆衛生問題として見るということは、処罰による対処から、予防、治療、ハーム・リダクションなどの方法への転換を意味する。

決議には、「すべての人々、家族、社会の健康、福祉、幸福を促進し、効果的、包括的、科学的なエビデンスに基づく治療、予防、ケア、回復、リハビリテーション、社会への再統合」に向けての努力の必要性が強調されている。

しかし、これだけ薬物問題に敏感で、薬物事件が起こるとすぐに報道されるわが国で、この国連の提言が一度でもニュースになったことがあっただろうか。皮肉な見方をすると、これを報道しないのは、今後薬物使用者を吊るし上げて、バッシングできなくなると困るからだろうか。

これからの薬物政策

わが国は、繰り返し述べてきたとおり、国連決議に見られるような国際的潮流からは大きく取り残されている。これは、社会文化的条件の違いもあるだろうし、乱用薬物や乱用人口の違いなども大きいが、対岸のできごととして無視しているわけにはいかない。

犯罪白書によれば、二〇一九年に覚醒剤取締法違反で検挙された者のうち、同一罪名再犯者の割合は六六・九％にも及ぶ。これはほかのどの罪種よりも多く、この傾向はここ何年も続いている。これはとりもなおさず、現行の薬物政策が十分に機能していないことを示していると言えるだろう。

一向に改善されない薬物事犯の再犯者率を抑制するためには、ここで、これまでの刑罰一辺倒の薬物政策を大胆に転換する必要がある。そのためには、刑罰だけではない多様な選択肢について、エビデンスがあるのか否かという観点から検討してみることが大切である。

違法薬物の使用は、犯罪であることは厳然たる事実である。そのために、「薬物戦争」「厳罰化」などによる対処が長い間漫然と行われてきた。そして、そのような効果がない対処を取り続け、メディアもあおることによって、薬物問題が一向に収束せず、さらに厳罰化を進めるという悪循環が生まれてきた。効果的な治療体制も不十分なままだ。

わが国はこのように残念な現状であるが、これまで述べてきたように、国際的にはエビデンスに基づく「処罰から治療へ」という動きに大きく舵を切り始めている。エビデンスに基づく実践とは科学的なアプローチであるとともに、きわめて倫理的かつ現実的なアプローチでもある。そして、その実践のためには専門家だけでなく、社会の一人ひとりが変わる必要がある。

これまでわれわれは、薬物依存症者に「変わること」を求め続けてきた。それはたしかに重要なことである。しかし、薬物のない健全な社会の実現のために、われわれのほうもまた変わる必要があるのではないだろうか。

第10章　依存症の治療

嘘：依存症の克服はつらくて厳しい闘いである
真実：依存症の克服は楽しみを増やすことである

再び依存症とは

これまでの章で、依存症とは何かを多様な観点から説明し、その後さまざまな依存症について個別に概観してきた。ここで再度、依存症とは何かを簡単にまとめると、以下のようになる。

・脳の機能障害によるコントロールの障害である
・ライフスタイルの病である
・記憶の病である
・不適応的な学習の結果である

このように多様な側面のある依存症であるが、その治療においても、それぞれの側面を考慮したうえでの多様な「戦略」が必要となってくる。

そして、そのためには、本人の主体的な努力が何よりも重要になってくる。それは、「依存症という生き方」から、新しい別の生き方を選び、実践するための取り組みである。とはいえ、それは何も一人でがむしゃらに「反省」「我慢」をするような、孤独で厳しい闘いではない。

科学の力、仲間の力、スピリチュアルな力などを総動員して、自分に合ったやり方で効果的、効率的に依存症の克服を目指すことができる。そのためにはまた、周囲の支援、社会の支援が大きな力となることは言うまでもない。

本章では、依存症の治療について解説するが、煩雑さを避けるために、主に薬物依存症を例に挙げながら説明を進める。しかし、もちろんアレンジをすれば他の依存症にも活用できる。

さらに、まだ依存症にまでは陥っていない人が、問題性の悪化を防止するためにも活用することもできる。たとえば、自分の飲酒パターンをどうにかしたいという人、甘いものを控えたほうがよいと思っている人、オンラインゲームの時間を抑えたいと思っている人など、いずれもそれぞれの問題に合わせて工夫して活用することができる。

薬物療法

現在のところ、残念ながら依存症そのものを治してくれる薬はない。しかし、離脱症状を緩和したり、渇望を抑えたりする薬はいくつか開発され、認可されている。

たとえば、禁煙外来で処方されるバレニクリン（チャンピックス）はよく知られている。これはニコチン受容体の「鍵穴」に先回りして結合し、喫煙してもニコチンがその受容体に結合するのを邪魔する働きがある。そのため、喫煙による満足感などが低下するという作用がある。タバコを吸いたいという欲求も低減するため、これらが相まって効果を発揮する。禁煙外来では、一二週間かけて一日一回一錠から始め、徐々に回数や量を増やしていく。

アルコール依存症に対しても、飲酒欲求を抑える薬がある。現在わが国ではアカンプロサート（レグテクト）という薬が承認されている。ただし、完全に渇望を抑えるまでの作用があるわけではなく、このあと紹介する認知行動療法などとの併用が推奨されている。

またナルメフェン（セリンクロ）という薬は、飲酒量低減効果を狙って処方される。飲酒する一—二時間前に服薬することで、飲酒による高揚感を抑制するため、結果飲酒量を抑える働きがある。

海外ではこれらのほか、ナルトレキソンという薬も用いられている。ナルトレキソンは、オピオイド受容体の拮抗薬であり、これはオピオイド受容体の「鍵穴」に先回りしてブロックすることで、飲酒による「快」を遮断する。したがって、オピオイド受容体に作用する他の薬物に対しても効果を発揮する。

　アルコール依存症治療では、古くから抗酒剤としてジスルフィラム（ノックビン）が用いられてきた。これは、肝臓のアルデヒド脱水素酵素の働きを阻害するものである。この薬を服用した後、飲酒をすると体内のアセトアルデヒドが代謝されず、発汗、頭痛、嘔吐などの症状が発生する。つまり、お酒が飲めない人と同じようになるのである。

　これは薬物療法ではあるが、心理療法の「**嫌悪条件づけ**」というテクニックを利用した方法である。飲酒と嫌悪的な反応を条件づけることによって、飲酒行動を抑制しようとするものである。患者さんには、こうした不快な症状が出ることを説明して毎日服用してもらうため、飲酒の歯止めになることが期待される。

　とはいえ、これがなかなか歯止めにはならない。大丈夫だろうと高をくくって飲酒してしまい、救急車で運ばれる人はたくさんいる。また、飲酒を少量ずつ試してみて「これくらいなら大丈夫」と計算する人もいる。何のために投薬を受けているのかと思ってしまう。

　これらの薬は、きちんと服薬すればそれなりの効果があるが、守らない人も非常に多い。そのため、服薬遵守のための心理療法とも併用することが望ましい。

認知行動療法

依存症の治療において、最も確実なエビデンスがあり、治療の第一選択肢となるのは認知行動療法である。

認知行動療法とは、元々うつ病の治療から始まった心理療法であるが、今や数多くの精神障害や心理的問題の治療に用いられている。さらには、心身症のような心と身体が大きく影響しあう障害の治療にも効果を上げている。

依存症の治療に特化した認知行動療法の治療モデルとして、**リラプス・プリベンション・モデル**がある。「リラプス」とは、再発のことを指すが、依存症治療で重要なのは、問題となっていた物質の使用や行動を単にやめることではなく、「やめ続ける」ことである。作家のマーク・トウェインは、「禁煙なんて簡単だ。これまで何千回も禁煙したよ」と述べたというが、このように単にやめるだけならばいつでもだれでも簡単にできる。したがって、リラプス・プリベンションとは、リラプスを防止し、長く「やめ続ける」ことを目的とした治療モデルなのである。

リラプス・プリベンションは、複数の認知行動療法的技法を組み合わせた包括的治療モデルであるが、中核的治療要素と周辺的治療要素に分けることができる。前者はほぼ全員に行うべきものであり、後者は各人が有するリスクファクターや問題性に合わせて実施すべきものである。

引き金への対処

中核的治療要素のなかで最も重要なものは、引き金を見つけ、それに対処することである。引き金とは、まさに問題となっている行動を引き起こす刺激のことである。いくら意志の力で薬物をやめようと固く誓っても、引き金が引かれると快感回路にスイッチが入って渇望が生じ、リラプスへと至ってしまう。

薬物依存症の場合、多くに共通する引き金は、薬物仲間とネガティブ感情である。薬物をやめようと思っていても、仲間から誘われたり、ストレスのあるときなどには、リラプスのリスクが高まる。

したがって、治療においては、まず各自にとって何が引き金なのかを見きわめたうえで、それに対する具体的な対処法を考えて実践することが最も重要になる。

依存症が進むに従って、多くの人は生活のあらゆる場面が薬物と密接な関係を持つようになっていく。たとえば、まともな友達は皆離れてしまい、つき合いのあるのは薬物仲間ばかりとなっているのはめずらしいことではない。

また、条件づけのプロセスによって、身の回りのありとあらゆるものが、薬物使用と結びつき、雨が降ったら使いたくなる、夜になったら使いたくなる、繁華街を歩いたら使いたくなる、などとしょっちゅう快感回路の「スイッチ」が押されてしまうのである。酒飲みが、「巨人が勝った」「巨人が負けた」「桜が咲いた」「雪が降った」など、ありとあらゆることを口実に酒を飲むのと同じである。

引き金は本人が思っている以上にたくさんあるので、自分の生活を丹念に振り返り、薬物使用のスイッチを押してしまうものをリストアップして、これを注意深く避けるようにする必要がある。

引き金に対処する際のルール

引き金に対処する際に重要なルールが三つある。一つは、「**死人のルール**」と呼ばれている方法で、これは「死人にもできるようなことはしない」というルールである。たとえば、「薬物仲間に会わない」「繁華街には行かない」というのは、引き金を避けるという意味では、良い対処のように思える。しかし、これは死人にもできることなので、これでは不十分である。

これまでしょっちゅう薬物仲間と繁華街に行っていたような人が、それを避けてしまうと、孤立し退屈な時間が増える。孤立や退屈もまた、薬物使用の引き金である。したがって、引き金を避けることでぽっかり空いてしまった大きな穴を別のものでふさぐ必要があるのだ。

だとすると、「薬物仲間に会わない代わりに、自助グループで新しい友達を作る」「繁華街に行かない代わりに、空いた時間には散歩をする」などの方法を各自で考えるようにする。自助グループに行ったり、散歩したりすることは、死人にはできない。

二つ目のルールは、「誰かの助けを借りる」ということである。依存症の克服で大事なことは、一人でがむしゃらに頑張らないということである。上の例で言うと、散歩をするときは一人でするよりも、家族を誘ったほうが確実に実行できてより安全である。

引き金のなかには避けることのできないものもある。ストレスや落ち込みは生きている以上、避けることはできない。夜になると使いたくなる人に、白夜の北欧に引っ越せというのは無理であるし、雨が降ると使いたくなる人に砂漠に引っ越してもらうのも無理である。

この場合は、これまで引き金が引かれると薬物を使っていたという行動パターンを変えて、別の「代替行動」に置き換えるようにする。これが三つ目のルールである。ストレスを感じたら、運動をする、風呂にゆっくり入る、カラオケで思い切り歌う、お笑い番組を観るなど、本人の好きな方法をできるだけ多く試してみるように勧める。

夜になると気持ちが落ち込んで危ないという人は、家族とのコミュニケーションを増やす、一人暮らしをやめる、早目に寝るなど、生活パターンを変えるようにする。一番安全なのは、危なくなっても物理的に薬物使用ができないような環境を整えるということである。しばらくの間はお金を持ち歩かない、いつも家族のそばにいる、携帯やインターネットが使えないようにするなどの工夫をする。

不思議なことであるが、刑務所に入ると薬物への渇望だけでなく、タバコやアルコールへの欲求もほとんど生じない。物理的に不可能だとわかっていると、引き金が引かれないだけでなく、快感回路があたかも休眠したかのようになるのだ。したがって、社会内で生活する場合も、「引き金」をできるだけ遠ざけるだけでなく、物理的に薬物が使えない状況になるよう生活パターンの工夫をすることは非常に効果的である。

「**依存症は野良猫のようなもの**」ということもよく言われる。野良猫は餌をあげていると居ついてしまう。しかし、現金なもので餌やりをやめるといつの間にかいなくなる。依存症の場合、餌に当たるのが「引き金」である。「引き金」が引かれ続ける限り、依存症という猫はいつまでも居ついてしまう。

「依存症の治療にはどれくらいの期間がかかりますか」という質問をよく受ける。その答えは、「かつての快の記憶が消えるまでです」というしかない。また、より科学的な答えとして、脳の中で活動をやめたドパミン・トランスポーターが再生を始めるまで、少なくとも二年間はかかることがわかっている。だとすると、最低でも二年、それでやっと回復の兆しが見え始めるころである。

渇望への対処

引き金にいくら気をつけていても、意図せずに引き金が引かれてしまうことがある。ギャンブルをやめ続けていたのに、かつてのギャンブル仲間に駅前でばったり会ってしまったとか、テレビを見ていてアルコールのＣＭが流れたなど、意図せず突発的に引き金が引かれ、渇望が生じてしまうことは実際によくあることだ。

引き金の力は、非常に大きいので、こうなってしまうと、どれだけ「もう二度としない」と固く誓っていたとしても、渇望がわき起こり、リラプスが起きてしまう。

しかし、それを防止する方法もある。渇望への対処スキルを訓練しておくことである。代表的なスキルとしては、「**思考ストップ法**」がある。これは、渇望がわき起こってきたらすぐに、あらかじめ手首に巻いてあった輪ゴムをパチンとはじき、友達に電話をしたり、冷たい水を飲んだりするなどの方法である。

生理的に見て、たいていの渇望は一五分以上は続かないことがわかっているので、一五分間何か集中できることをするとよい。より確実にするためには、安全な場所、物理的に問題の行動ができない場所に身を置くことが望ましい。

ただ、これは日常的に練習してマスターしておく必要がある。突発的に引き金が引かれたとき、多くの場合、「思考ストップ法」のことなど吹っ飛んでしまい、渇望の波に飲まれてしまうことのほうが多いからだ。

日頃から練習すると言っても、わざわざ引き金を引くような危ないことをする必要はない。要は「思考を切り替える」ためのスキルであるから、別の思考をストップする練習でもよい。イラッとしたとき、くよくよしたときなど、「思考ストップ法」を直ちに実行することがよい練習になる。

意志の力では依存症には勝てないということをこれまでも述べてきたが、正確に言うと、意志の力を使うことは大切であるが、問題はそのタイミングなのである。何度もリラプスを繰り返している人は、意志の力を使うタイミングを間違っているのだ。彼らは、引き金が引かれて、渇望が生じたところで、大きな衝動に抗うために意志の力を総動員して我慢しようとする。しかし、それでは遅すぎる。

われわれが治療場面でよく用いる「坂道を転がる雪の玉の例え」を紹介したい。雪の玉が坂を転げ落ちていくと、当然転がるにつれて雪の玉は大きくなる。まだ転がる前の小さい玉が「引き金」であり、一番下まで転がり落ちた大きな玉は「渇望」である。「引き金」の段階では、まだ雪の玉は小さいので、対処が比較的簡単である。だから、「引き金」への対処を治療のなかでの最重要課題としているのである。そして、意志の力を使うのはここである。「引き金」

が引かれないように十分に注意して、ライフスタイルを改め、対処スキルを活用するために、意志の力が必要なのだ。

　とはいえ、どんなに気をつけていても、ふいに事故のように「引き金」が引かれることはある。すると「思考」にまで発展してしまう。薬物やアルコールのこと、パチンコやタバコのことなどが頭に浮かび、それについていろいろと考えてしまう。しかし、ここでもまだ雪の玉は比較的小さい。したがって、自らの意志で「思考ストップ」などのスキルを使って渇望の段階で雪の玉を食い止めることは十分に可能である。

　それを漫然と放っておき、思考が流れるに任せておくと、それは強力な「渇望」へと発展してしまう。もうこの段階になると、雪の玉は相当大きくなっており、もはやリラプスは時間の問題である。ここに至って、「やめなければ」「でもやめられない」などと葛藤して、意志の力で雪の玉を止めようと思っても、もう遅い。

　しかし、人は往々にしてこの段階になるまで気づかない。普段から「引き金」「思考」などを意識して生活を送っている人はいないからだ。したがって、治療のなかでこのような「雪の玉」の例えを活用しながら、今後は「引き金」「思考」に敏感に対処することの大切さを自覚してもらうのである。

シロクマ実験

突然だが、読者の皆さんに今から一つちょっとした実験に参加していただきたい。

これから一分間、シロクマのことは絶対に考えないでください。

さあ、どうだろうか。シロクマのことを一切考えずに一分間我慢できた人はどれくらいいるだろうか。ほとんどの人は無理だったはずである。では逆にお尋ねしたいが、今朝起きてから今まで、シロクマのことを考えた人はいるだろうか。ほとんどの人は考えていなかったはずである。

普段はシロクマのことを考えたこともない人が、「考えるな」と言われると途端に頭からシロクマのことが離れなくなる。もしかすると、今でも頭の隅にシロクマが顔を出している人もいるかもしれない。なぜだろうか。

心理学では、これを「**思考のリバウンド効果**」と呼ぶ。ある思考を抑えよう、気持ちを逸らそうとすると、逆にそれが頭から離れなくなってしまうという矛盾した現象を指す言葉である。

これを先ほどの「思考ストップ法」にあてはめて考えてみると、「引き金」が引かれて薬物に関する「思考」が浮かんだとする。そこで、「思考ストップ法」を用いるとよいのだが、十分にそれをマスターできていれば、比較的簡単に思考をストップすることができる。

しかし、なかにはかえって、あたかも先のシロクマのように、薬物のことばかりが頭をぐるぐると回ってしまうようになる人もいる。これが「思考のリバウンド効果」である。こうなってしまっては逆効果である。

したがって「思考ストップ法」が上手にできない人、それが効果を発揮しない人には、別の方法にトライしてもらう。それは「**渇望サーフィン**」と呼ばれるテクニックである。

これは、薬物への思考や渇望が生じたときに、それを無理に抑え込んだり気をそらせたりするのではなく、むしろそれをありのままに受容しようというアプローチである。

渇望を止めようとか、気を紛らわそうとかする「はからい」を捨てて、あるがままの状態を体験する。できれば少し興味をもって「渇望ってどこから沸き起こってくるのだろう」などと観察をする。すると、渇望はあたかも寄せては返す波のように、強くなったり弱まったりすることに気づくはずである。このとき、深呼吸をしながら、「呼吸をサーフボードにして、渇望の波に乗ってみる」。これが「渇望サーフィン」である。

最近、「**マインドフルネス認知療法**」という新しい認知行動療法に関心が高まっている。これは、西洋の認知行動療法に東洋の禅やヨガなどの叡智を組み合わせたものである。その基本は、われわれの体験をあるがままに受容し、新たな「気づき」を得るというものである。この

「渇望サーフィン」もまた、こうしたマインドフルネスの流れをくむテクニックの一つである。

周辺的治療要素

以上が、リラプス・プリベンションの中核的治療要素である。次に、周辺的治療要素について簡単に述べたい。これまでの章で、依存症のリスクファクターについていくつか紹介した。それは、認知のゆがみ、孤立、ネガティブ感情への対処の欠如などであった。治療では、当然のことながら、こうしたリスクファクターに対処し、それらを一つ一つ潰していくことが大切である。どのリスクファクターを有しているかは、人によって異なるため、アセスメントを通してリスクファクターを査定し、それに対処する方略を組み合わせることが必要になる。

具体的には、認知のゆがみに対しては「認知再構成」というテクニックで認知を修正する。孤立している人には、どこで友達が作れるか考えて友達作りの訓練をしたり、家族や友人にどのような支援が頼めるかを考えてもらう。そのためには、対人スキル訓練などを実施する。怒りの気持ちがコントロールできない人には、「アンガー・マネジメント」のテクニックを練習し、効果的な怒りのコントロールスキルを学習してもらう。

中核的治療要素に加え、こうしたさまざまな治療要素を組み合わせることで、パッケージとして効果的な技法を組み立てるのが、リラプス・プリベンションの治療である。

とはいえ、個々の治療者が自分でこのようなパッケージを構築することは現実的ではない。実際には、既存の構造化された治療プログラムのワークブックやマニュアルに従って実施するのがほとんどである。

たとえば、覚醒剤やアルコール依存症に対するリラプス・プリベンションに基づく治療プログラムとして世界中で活用されているものとして「**マトリックス・モデル**」というプログラムがある。これは、これまでに説明したようなさまざまな治療要素をパッケージにして、ワークブックの形にまとめたものである。

マトリックス・モデルとの出会い

マトリックス・モデルは、アメリカのカリフォルニア大学ロサンゼルス校（UCLA）とマトリックス研究所が開発した治療プログラムである。

私は、UNODC勤務中の二〇〇一年にこのプログラムのことを知り、詳しく学ぶためすぐにウィーンからロサンゼルスに出張した。

マトリックス研究所は、ハリウッドスターなどセレブが多く住むことで有名なビバリーヒルズのすぐそばの高級住宅地にあった。そこで私は、マトリックスの開発者であるUCLA医学部のウォルター・リン教授とリチャード・ローソン教授、そしてマトリックス研究所のジーン・オバート所長に会い、治療にまつわる多くの話を聞いた。さらには、治療者向けのトレーニングを受けた。私はこのトレーニングを受けた最初の日本人だということだった。

日本におけるマトリックスの展開

その後、私は日本に帰国し、法務省矯正局で勤務することになった。今度はUNODCとロサンゼルスで学んだマトリックスを日本の刑務所に導入すべく奮闘した。

私は同僚と一緒にマトリックス・モデルを日本語に翻訳し、日本版マトリックス・プログラム（J－MAT）を作成した。そして、それを全国の刑務所に導入するにあたって、ジーンに来日してもらい、日本でトレーニングを実施してもらった。

刑務所職員はもちろん、全国の依存症治療に携わる人々を対象にして、法務省の大会議室と京都大学でワークショップを行った。私はワークショップに関するすべてのアレンジを担当したほか、当日は通訳も担当した。

このころになると、マトリックス・モデルは世界各国で活用されていたが、それはそのまま覚醒剤問題の世界的な広がりを示していた。こんなことを言っても仕方ないが、日本で生まれた覚醒剤という薬物への治療プログラムを日本人ではなく、アメリカ人が開発し、それを日本人が学んでいるというのもおかしなことだ。

現在では、J-MATは全国の刑務所などで活用されているが、それを真似た類似のプログラムもいくつか開発されている。しかし、日本でも本家と変わらぬレベルのトレーニングを実施し、厳密なランダム化比較試験という方法で効果を実証したプログラムは、このJ-MATしかない。そして残念なことに、他の類似プログラムは恣意的な改変をいくつも行っているため、もはや認知行動療法ですらなくなっている。

動機づけの五段階

これまでみてきたように、きちんとした治療プログラムを着実に実施すれば、相当な効果が見込めるのだが、一方で自分の依存行動をやめること、治療を受けることに、大きな抵抗を示す人は多い。つまり、やめることに対する動機づけが低いことが依存症治療の大きな問題である。このような人々はそもそも治療を求めないし、周囲の説得などでしぶしぶ受けたとしても途中でドロップアウトしてしまう。

アメリカの心理学者プロチャスカとディクレメンテは、人間の動機づけには五つの段階があると述べている（表10.1）。それは行動を変えることにまったく動機づけがなく、変える必要がないと思っている「無関心期」から、問題を自覚する「考慮期」、行動変容に対する情報を集め始める「準備期」、そして実際に行動変容を試みる「実行期」、行動変容を遂げてそれを維持する「維持期」の五段階である。

そして、それぞれの段階に見合った対処法がある。「無関心期」や「考慮期」には、第3章で紹介した動機づけ面接が最も適している。それに加えて心理教育などの情報提供も大切である。「準備期」には心理教育に加えて認知行動療法を導入する。「実行期」には認知行動療法や薬物療法、そして「維持期」には自助グループなどへの参加が推奨される。

断薬が大変な挑戦であることは間違いないが、かつてのようにがむしゃらに意志の力だけで孤独な闘いをするものではなく、科学的な知識を活用した効果的な方法がいくつもある。

随伴性マネジメント

かつては動機づけの乏しい依存症者、つまり「無関心期」の人々は「底つき」をしなければ治療をしても無駄だと考えられていた。「底つき」とは、心身の障害、逮捕、離婚などによって本人が心底、懲りることを指す。しかし、底をついてからでは遅い。アルコールや薬物で心身に大きな障害が出れば、認知行動療法を行うことも難しい。逮捕・離婚などによって社会的に孤立してしまえば、治療はむしろ困難になる。

したがって、本人が心から懲りるのを受け身的に待つのではなく、適切な方法によって本人の動機づけを高めることが必要になる。第3章で動機づけ面接には確実な効果があることを紹

変化の ステージ	内容	適切な介入
無関心期	行動を変えようとは思わない	動機づけ面接、心理教育
考慮期	問題性を考え始める	動機づけ面接、心理教育
準備期	行動を変えるための準備を始める	心理教育、認知行動療法
実行期	行動を変えるための実践をする	認知行動療法、薬物療法
維持期	行動を変え、それを維持している	自助グループ

表 10.1　変化のステージと介入

介した。

ここでは、もう一つ別の方法を紹介したい。それは、「**随伴性マネジメント**」と呼ばれる方法である。名前は難しそうだが、簡単に言うと、「金や物で釣る」という方法である。動機づけ面接は、本人の内側から動機づけを引き出す方法であったが、これは外側から動機づけを引き出す方法である。

随伴性マネジメントでは、治療への出席、断酒、断薬などの望ましい行動に対して、少額の金銭やバウチャー（金券など）などの目に見える報酬を与える。特に、治療直後にバウチャーが配布される場合や金銭的価値が大きい場合は、効果が大きい。とはいえ、一〇〇円に満たない少額のバウチャーや言語的な賞賛でも十分な効果を上げている場合もある。

たとえば、禁煙を目指す夫に対して、一日禁煙できたら妻が毎日五〇円渡すことにする。そして、一週間達成できればボーナスとして五〇〇円を上乗せする。これで一週間の合計金額は、八五〇円になる。一か月達成でボーナス一〇〇〇円などとしてもよい。しかし、吸ってしまったら、一〇〇〇円の罰金などにする。これでもし、一年間失敗せずに禁煙できたら、合計五万六二五〇円もらえることになる。

　これだけのお金をたとえ家族であってもあげるのはもったいないと考える人もいるだろう。だったら、禁煙を始めたときに一年間のタバコ代に匹敵する一五万円を預けてもらう。これを原資にして、ここから「ご褒美」を支払えばよいのである。そして、再喫煙したら全額没収などとするとより効果が上がることは間違いない。

　随伴性マネジメントの効果は、研究でも実証されている。それは確実なレベルと言っていいほどの大きな効果がある。

もし薬物を再使用したら

　どんなにすばらしい治療を受けていても、その途中で薬物を再使用してしまうのは、残念ながら現実的によくあることだ。たとえば、禁煙治療でも完全に禁煙できるまでは、平均して五―六回は再喫煙してしまうと言われている。

　だったら、治療など効果がないのではないかと思われるかもしれないが、そうではない。治療中の再使用は、治療の失敗ではない。これは、強調すべき大事なポイントである。なぜなら、**依存症とは失敗を繰り返しながら、良くなっていく病気**だからだ。

依存症の治療を受けているからといって、それで初めからきっぱりと断薬できるほど依存症は甘くない。それが理想であることは間違いないし、それを目指して治療を行うのはもちろんだが、どれだけ気をつけていても、脳のスイッチが押されて再使用してしまうことがある。

特に治療の初期は、断薬のためのスキルがまだ十分に身についていないし、ライフスタイルが改まっていない部分も多い。使用したからといって、「治療は失敗」、「もうこの人はやめる気がない」と治療を中断し、投げ出してしまうと、その行く末は目に見えている。

ここで大事なことは、「ラプス」と「リラプス」の区別をすることだ。これまでずっと「リラプス」という言葉のみを用いてきたが、よく似た用語で「ラプス」というものがある。「ラプス」とは「一回の失敗」をいい、「リラプス」とはそこから元の依存状態やライフスタイルに戻ってしまうことである。

治療では、「ラプス」を失敗ではなく、「重要な治療の契機」としてとらえる。つまり、何が原因でラプスに至ってしまったのか、何が引き金を引いたのか、何が不十分でそれに対処できなかったのかなど、改めてライフスタイルや自分の弱みを再認識して、さらなる治療に役立てるという考え方である。

私は治療中に患者さんが再使用してしまったときに、もちろんそれを容認することはしないが、かといって責め立てることもせず、正直に話してくれたことを褒め、次のような言葉をかけることにしている。

依存症の治療というのは、自転車に乗る練習と似ています。自転車の練習中に、もしも道路のくぼみに車輪を取られて転んだとしても、それは練習をやめる理由にはなりません。大事なことは、また自転車にまたがってペダルを漕ぎ続けることです。そして、今度は道路のくぼみには注意することです。

薬物の再使用をしてしまったとき、その場合の「道路のくぼみ」に当たるのは何だろうか。昔の悪友からの誘い、孤独感、将来への不安など、人によってさまざまである。そうしたときに、薬物依存者は往々にして、薬物を使ってしまう。それらは薬物使用の危険な「引き金」となるものだからである。こうした引き金を上手に避けることができなかったために、彼らは「転んで」しまったのだとすると、今度はその失敗から学び、次は同じ失敗を繰り返さないようにすることで、薬物の克服へとさらに近づくことができるのだ。したがって、われわれ薬物依存症者の治療や支援に携わる者は、最初からラプスを織り込み済みで治療にあたっている（ただし、ラプスを容認しているわけではないし、ないに越したことはない）。

治療や自助グループにつながっている限りは、たとえ再使用が発覚したとしても、治療の継続を優先し、罰を猶予する仕組みこそが一番求められる。私は何よりもこの点を強く主張したい。

しかし、わが国の現行の制度はそうなっていない。再使用は「再犯」であり、逮捕され、刑務所に入ることもある。そうすると、治療や支援はそこで途切れてしまうし、薬物を断ち切るための努力を一緒に重ねてきた仲間との絆も切れてしまう。

何より、本人が「薬物をやめることなど所詮できないのだ」と悲観し、自暴自棄になってしまったり、無力感や絶望感を抱いてしまうことが一番怖い。

犯罪であることは否定しようのない事実であるが、厳しい罰だけでは薬物依存症の再発を抑制することはけっしてできない。それは数多くの研究が示している。一方、継続的な治療には確実なエビデンスがある。何度かの失敗はあるかもしれないが、それを乗り越えながら治療を続けることで、断薬期間が延びてゆき、その人らしい人生を取り戻すことができる。

薬物との闘いは、らせん階段を上るようなものだ。らせんを回るとき、見かけ上は後退しているように見えることもある。しかし、後退はしても、確実に上には登っている。

フィリピンでの体験

薬物問題は多くの場合、個人だけでなく、貧困問題や国際紛争などとも深くかかわっている。

本章の最後に私が国際支援にかかわったフィリピンで学んだことを紹介したい。

二〇一六年六月、フィリピンでドゥテルテ大統領が就任した。彼は、就任するや否や、薬物対策を政権の最優先課題として打ち出し、「薬物戦争」を宣言した。薬物撲滅のため、薬物に関わった者の殺害も辞さないとの強硬的な姿勢を示し、世界中から大きな非難を浴びた。

フィリピンの統計では薬物使用人口はおよそ一八〇万人と推定されている。一説には、三〇〇万人を超えているとも言われている。フィリピンの人口は約一億人。いかにこの国の薬物問題が深刻で、日本とは比べものにならないかがわかるだろう。おそらく、フィリピンの薬物汚染は、世界最悪と言ってよい。そして、日本と同じく、使用薬物の大半は覚醒剤である。

一八〇万人という数字を信じれば、国民の五〇人に一人が薬物を使っているという現状であるから、近所や職場、友人のなかに、一人や二人薬物使用者がいてもおかしくない。

こうした背景のなか、ドゥテルテ大統領が来日した際、当時の安倍首相との首脳会談で、日本は薬物対策のための支援を申し出た。それを聞いた大統領は大喜びしたという。

その直後、私のところに外務省や国際協力機構（ＪＩＣＡ）から相次いで連絡が入り、フィリピン支援への協力を求められた。そして首相官邸にも赴き、政府の要人らと支援の方向性や内容について意見交換した。

こうして私は薬物問題の専門家として、フィリピンへの薬物対策支援プロジェクトにかかわることとなった。

はじめて視察に訪れたマニラ郊外にある薬物リハビリセンターは、定員をはるかに超えた薬物使用者が収容されており、息も詰まるような光景であった。

そして何より驚いたのは、まだ小学生くらいの子どもが収容されていたことである。本人たちに話を聞くと、彼らはストリートチルドレンで、小遣い稼ぎに薬物密売人の手先をするなかで、空腹を紛らわせるために覚醒剤を使っていたという。この国では食料よりも覚醒剤が安く手に入るのだ。そして、覚醒剤を使用すると、その薬理効果で空腹を感じなくなるのである。

彼らはセンターの一角で算数の授業中だったが、生涯で初めて受ける教育が薬物リハビリセンターの中だという現実が、この国の薬物問題の深刻さを突きつける。そしてそれが貧困などの社会問題とも密接に関連していることがわかる。

われわれは、フィリピンの薬物問題支援の柱として、「フィリピン版マトリックス・モデル」を導入することとした。フィリピンの専門家ももちろん、マトリックス・モデルのことはよく知っていた。なかには、自分で情報を集めて細々と自己流で実施している専門家もいた。

そのため、現地専門家との会議で「フィリピン版マトリックスを作りましょう」と提案すると、それは大きな喜びで迎えられた。われわれは日本で導入した実績があるし、マトリックス研究所との連携関係も維持している。これらのリソースを活用し、彼らと連携しながら、マトリックスの導入を進めることとした。

フィリピンの支援には、日本だけでなく、ＷＨＯ、ＵＮＯＤＣ、そしてＥＵも動いていた。こうした国際機関との連携や分担も重要な仕事である。われわれは、これら国際機関の支援チームと何度も協議の場を持った。

意外に思われるかもしれないが、ＥＵなどからは、日本の支援は評判が悪かった。危険視すらされていたと言ってもよい。なぜなら、これまで説明したように、ＥＵなどでは薬物使用の「非犯罪化」「非刑罰化」が当たり前のこととなっている。それに対し、今でも刑罰が主流の日本の薬物政策は非人道的であるとの評価を得ていたのである。

欧米の専門家は、日本はフィリピンと同じように非人道的な薬物政策を有すると考えており、その日本がフィリピンを支援することに危機感を抱いていたのだ。驚くべきことに、彼らはアメリカのマトリックス研究所にも声をかけて、「日本の支援に協力しないで欲しい」と要請していたというのだ（その要請にこたえず、マトリックス研究所は、われわれに協力してくれた）。

フィリピンの薬物政策は、薬物使用者を殺害するというのは論外であるが、実際は外来治療のほか、保健省管轄のリハビリ施設に収容して治療を実施している。薬物使用だけでは刑務所に入ることがない。この点は、日本の薬物政策よりむしろ進んでいると言ってよい。しかし、ヨーロッパの人々からすれば、たとえリハビリ施設であっても、収容して自由を剥奪するということ自体が問題だと言うのである。

たしかに、人道的な観点からも、エビデンス・ベイストの観点からも、自由を制限するのではなく、在宅のまま社会内で外来治療を行うのが一番だ。それは私も同意する。とはいえ、現地の文化や社会背景、そして法律を尊重することもまた重要である。

ヨーロッパのやり方は、「自分たちの方法が一番先進的だから、これに従うべきだ」という上から目線になりがちで、現地の人からの評判はあまりよくない。一方、日本のやり方は、現地の意見を尊重しながら、ともに協力して改善していきましょうというスタンスである。理想を説くあまり押しつけになると、結局は反発を招き、何の実も上がらないことになってしまう。

誤解がないように強調したいことは、日本政府もわれわれも、フィリピンの非人道的な薬物政策にけっして賛成しているのではない。それをやめさせるために、効果的な治療を導入しようとしているのである。そして人道的で科学的な薬物問題への対処を後押ししようとしている。

事実、われわれの支援プロジェクトは、「薬物依存症者の幸福の増進」を第一の目標に掲げている。

フィリピンから学んだこと

支援が開始されてから、頻繁に現地を訪れているが、フィリピンとの文化の違いにフラストレーションを感じないわけではない。しかし薬物依存症の治療について、むしろフィリピンから学んだ大事なことが二つある。

第一は、フィリピン人医師が語っていた「Recovery is fun」（依存症からの回復は楽しいことだ）という言葉だ。これこそが、治療を受けている薬物依存症者に対して、一番大切なメッセージだと感じたのである。日本人は何かにつけ、物事に深刻になりすぎるところがある。たしかに薬物使用は褒められたものではない。しかし、ひとたび過ちを認め、そこから回復していく道のりは、楽しいものであってよいはずだ。

薬物の呪縛や罪悪感から解き放たれ、心身の健康を取り戻し、悪い仲間やライフスタイルを捨て、新しい仲間や健康的なライフスタイルを身につけて、本来の自分を取り戻してゆく。新しい趣味や新しい学びなど薬をやっていたのではできない多くの楽しい体験が待っている。もちろん反省や償いを忘れてはならないが、治療は明るい未来のための、希望に満ちた楽しい活動であるべきだ。これは、日本の薬物依存治療に決定的に欠けている姿勢かもしれない。

薬物依存症の治療目標は、たんに「薬物をやめる」ことではない。薬物をやめて生まれ変わった自分を、そしてその後の人生を楽しむことこそが、治療の目標であるはずだ。「苦行」は長くは続かない。反省も大事であるが、その一方で、楽しみながら治療を続けることが、一番効果的だということだ。

回復を支えること

フィリピンで学んだことの二つ目は、「家族や仲間が回復を支えないと、誰が支えるのか」という言葉である。日本では薬物で逮捕されると、離婚されたり、友達が離れていったりして、孤立してしまう人が非常に多い。これは、このことを知ったフィリピンの専門家が、大きな驚きとともに述べた言葉である。

フィリピンの専門家を日本に招いて、日本のある薬物治療施設を見学していたとき、その入所者のほとんど全員が、薬物が原因で離婚したという話を聞いて、一同ものすごく驚いていた。

これに対して、フィリピンの人たちはこう言う。「離婚して一人ぼっちになってしまったら、誰が彼を支えるというのですか。われわれの国では、必ず家族や地域の人々が立ち直りを支えます」。

日本の有名歌手が薬物で逮捕された後、同じグループの仲間が一緒に肩を組んで笑う写真をSNSにアップし、炎上したことがある。しかし、私はこの写真に感動した。いつしか私も笑顔になっていた。このように満面の笑顔で迎えてくれる仲間がいる。それは、彼の財産であり、彼がこれまで築いてきた信頼関係や人生の軌跡を雄弁に物語っている。何より、それが今後の彼の人生にとって、一番大切なものであることは言うまでもない。それは称えられるべきものであるし、この写真こそが更生へと向かう姿でもあるだろう。

彼らを不謹慎だと断罪する人々は、自分が窮地に陥ったとき、こうして肩を組んでいつもと変わらぬ笑顔を向けてくれる友がいるかどうか、胸に手をあてて考えてみるべきだ。

過ちを犯した者を社会から排除し、必要以上に晒し者にして、侮辱したり非難したりする社会と、過ちを反省し悔い改めて立ち直ろうとする者を、温かく迎え入れ、回復に向けて共に進もうとする社会。果たしてどちらが、成熟した社会だろうか。

強くなるより、賢くなれ

さて、これまでの各章で、依存症という問題を多角的に分析し、その複雑さや手ごわさが分かっていただけたと思う。

そして、本章では、その手ごわい依存症を克服するための、これまた複雑で多様な治療法を紹介した。依存症に特効薬はなく、本人の問題性に合わせて、多種多様な方法を組み合わせて対処するのが現時点で一番有効な方法である。

その治療のゴールは、単にアルコールや薬をやめるというものではなく、これまでの生き方やライフスタイル全体を見直さなければならないほど大変なものだということもお分かりいただけたと思う。そしてその先にある新しい人生を楽しむことが最終的なゴールである。

依存症の人に「意志を強く持て」というのは、一般的によく言われることであるが、本章で紹介したマトリックス・モデルでは「強くなるより、賢くなれ」と言っている。

強い意志や理性の力も大事であるが、それだけに頼るのは困難であることは何度も指摘したとおりである。したがって、強くなるよりは、多種多様な効果的なテクニックを駆使しながら、賢く依存症と闘うことを強調しているのである。

おわりに――依存症と二つのキーワード

「快」と人類

本書では、「快」というキーワードとともに、読者の皆さんを依存症の真実に迫る旅にご案内した。

「快」それ自体は、決して悪いものではない。「快」は、人間の生存と種の存続のために、重要な役割を果たすものである。食物や性という本能的な「快」はもちろんのこと、ある程度のリスクのある行動を取る際にも、人は「快」を感じるようにできている。また、不安や孤独のような陰性感情が解消できたときにも、人は「快」を感じるようにできている。

正確に言うとそれは逆で、これらに対して強い「快」を抱く人々が、生存競争の中で生き残り、今日の繁栄を謳歌しているのである。

しかし、社会の変化は人間の進化のスピードをはるかに超え、今や「快」を生み出す刺激にあふれる社会となってしまった。大量のアルコール飲料、合成薬物、ギャンブルマシン、性的刺激、糖やインターネットなど、苦労しないでもすぐに手の届くところにこれらの刺激があふれている。そのために、脳の奥底で黙々と生存のために機能していた快感回路は、今や溢れるドパミンの奔流の中でコントロールを失い、次々と飽くことなく「快」の奴隷のようにわれわれを突き動かすようになってしまった。

かつては生きるために貴重だった「快」は、いまやありふれたものになり、人間はすべての「快」に耐性ができたかのような状態にすらなっている。人々は、今の「快」には飽き足らず、より刺激的で新しい「快」を求め続けており、その飽くなき欲求は募るばかりである。

アメリカの神経学者リンデンは、「快感がありふれたものになったとき、私たちは何を欲するのだろうか」と述べているが、そのような近い未来には、自分で脳に電極を刺して、電気的な刺激でドパミンを出し続けるような装置でも開発されかねない。

健康という宗教

本書ではさまざまな依存症、特にオンラインゲームや糖質への依存など新しい依存症の概念を紹介した。

一方、このように依存症の概念が拡大を続けるなかで、「なんでもかんでも依存症にするな」という意見が出てくる。また、健康のために酒をやめろ、タバコをやめろ、挙句のはてには糖もゲームもやめろというのは窮屈で仕方ないという意見もある。

医師の大脇幸志郎は、その著『「健康」から生活をまもる』のなかで、現代の健康志向は宗教的で、全体主義的であり、横暴であると批判する。たしかに、「健康第一」というのは一つのイデオロギーであり、価値観にすぎず、それを絶対的な価値であると妄信したり、はては無批判的に誰かに強制したりすることは慎むべきである。私もその考えには同意する。

しかし、大脇医師はさらに、タバコをやめろ、酒を控えろなどと誰かに指図されるいわれはない、自由にすればよいと説く。禁煙や節酒のような「不自由」よりも、不健康になる自由が大切だと説く。引用すると、以下のとおりである。

> タバコは吸いたければ吸えばいいし、酒は飲みたければ飲めばいいし、甘いものは食べたければ食べ、がまんしたければがまんすればいい。
> 人の指図は要らない。一事が万事、私たちは自由に生きて不健康になる権利がある。
> もちろん、食べたければ食べればいい。がまんしたければすればいい。どちらが健康的か？　どうでもいい。

ここに至ってはなかなか賛成できない。彼の主張もまたイデオロギーであり、しかもそれは依存症というものをまったく理解していない主張であると言わざるをえない。

彼は、われわれが自らの意志で、自由に喫煙や飲酒、食事をしていると無邪気にも思い込んでいる。自由意志で飲み食いできているうちはいい。しかし、本書で強調したように、依存症とは「がまんしたければがまんすればいい」などという気楽なものではないのだ。もはやそこに「自由」はなく、依存の対象に振り回される「不自由」しかないのである。

さらに、彼の主張は特段目新しいものではない。行き過ぎた「医療モデル」のパターナリズムを批判するあまり、「モラルモデル」に逆戻りした主張をしているにすぎない。「飲酒や喫煙で不健康になったとしても、それは本人の権利、つまり自己責任なのだから放っておけ」という昔ながらの主張の焼き直しでしかないのである。

「痛み」と人類

それでは最後に、もう一つ別のキーワードに注目しながら、われわれの旅を締めくくりたい。それは「痛み」である。

「痛み」とは、人間が生きていくうえで、避けては通れないものである。ときに、激烈な「痛み」は、人間の尊厳までも脅かすものとなる。末期がんの激痛を緩和するために、モルヒネなどが用いられるのは、尊厳をもって最期を迎えられるようにとの倫理的な目的がある。

先に、不安や孤独などのネガティブな感情を和らげるために、人々は薬物やギャンブルなどに頼るということを述べた。これらは心の「痛み」である。そして、身体的な「痛み」を緩和するためにも、人は古くから麻薬を用いてきた。つまり、心や身体の「痛み」と薬物とは、深い関係があるということだ。

アメリカを蝕むオピオイド禍

ニューヨークのメトロポリタン美術館は、世界三大美術館の一つとして、セントラルパークの一角で威容を誇っている。その巨大な美術館の右奥に位置する一翼は、サックラー翼と呼ばれ、メトロポリタン美術館でも人気の高い場所である。ガラス張りの建物の中心には、セントラルパークの緑を背景にして、巨大な古代エジプトのデンドゥール神殿が、当時の姿のまま移築されている。美しいレリーフや彫像を間近に眺めていると、しばしニューヨークの真ん中にいることを忘れさせてくれる。

また、ワシントンのスミソニアン博物館群の中心部、ちょうどスミソニアン協会本部の真正面には、アーサー・サックラー美術館というアジア・中東美術専門の美術館がある。ここには日本の浮世絵や中国の仏像、チベット仏教の壮麗な祭壇などが厳かに陳列されている。

そのほか、ルーブル美術館、大英博物館など世界の名だたる美術館を訪れると、「サックラー」という名前をたびたび目にすることがあるだろう。サックラーとは、「現代のメディチ家」とも呼ばれ、巨万の富をもとに世界中の美術館のパトロンとなっている名家である。その資産は、一兆五〇〇〇億円とも言われている。

サックラー家をメディチ家になぞらえるのは、美術のパトロンであるだけでなく、メディチ家が薬問屋を起源としているのと同様（メディチはメディシンと語源が同じ）、サックラー家はアメリカ有数の製薬会社パーデュー・ファーマの創業家だからである。

しかし、今世界中の美術館は、サックラー家の寄付を辞退し、その関係を断ちつつある。なぜなら、サックラー家こそが「オピオイド禍」を招いた張本人だからである。

アメリカではコロナ禍のなかで多大な犠牲者が出たが、そのずっと前からもう一つのエピデミック、「オピオイド禍」に見舞われていることをニュースで耳にした人も多いだろう。

ここでいうオピオイドとは、ヘロインなどの違法薬物よりもむしろ、合法的な処方薬としてのオピオイドの乱用である。実は今、世界の薬物乱用問題は、違法薬物の乱用から処方薬の乱用にシフトしつつある。これはわが国も例外ではなく、精神科で処方される睡眠薬など向精神薬の乱用が大きな問題となっている。

アメリカでは、鎮痛剤として処方されるフェンタニル、オキシコドンなどのオピオイドの過剰摂取によって、毎日一三〇人もの人が亡くなっている。これまでの累計では、四〇万人もの人が亡くなったと見積もられている。カナダでも同様の事態が起こっている。このような事態を招いたのは、パーデュー・ファーマをはじめとする製薬会社が、強い依存性や害を隠して、これらの薬の激しい販売合戦を繰り広げたことと、医師の杜撰な処方にあった。

たとえば、部活動でケガをした大学生アスリートや歯痛で病院を訪れた主婦などに対して、何の躊躇もなく多量のオピオイドが処方されていた。すると、彼らの多くは元の痛みが去った後も、オピオイドがやめられなくなってしまうのである。その結果、嘘の痛みを訴えてオピオイドを処方してもらったり、闇のマーケットでヘロインを手に入れたりするようになる。その結果、多くの人々がオピオイドの過剰摂取で命を落とすことになった。

パーデュー・ファーマ社は、オキシコドンの販売で四兆円近い売り上げを上げたと言われている。現在、アメリカ全土で製薬会社を相手取って大規模な裁判が提起されており、製薬会社に何百億円もの賠償を命じる判決が相次いでいる。

日本では、今のところオピオイドの処方には厳しい規則があって、同様の事態が起きるとは考えにくい。しかし、ベンゾジアゼピン（ハルシオン、デパスなど）などの向精神薬の乱用が大きな問題となりつつある。

元来、人間の体には、痛みを緩和するような「内因性オピオイド」と呼ばれる物質があり、それらはエンケファリン、エンドルフィンなどと呼ばれている。ランナーズハイという現象は、マラソンで苦しいときに、それを乗り越えると一種の恍惚状態になり苦しさがなくなる状態を指したものだが、このとき体内でエンドルフィンなどが作用していると考えられている。

滝に打たれたり、荒行をして修行するのもまた、エンドルフィンの作用で恍惚としたなかで神仏と一体になり、それによってこの世の「痛み」から解き放たれようとする人間の姿である。

つまり、元々人間は、痛みや苦痛を緩和する物質を体内に有している。そして、その緩和物質と似たような化学構造と作用を持つものが、オピオイドである。オピオイドが作用するということは、体内にそれに合致する「受容体」がなければならないのであって、自然に存在する多種多様な化学物質のなかで、「たまたま」その受容体という「鍵穴」にぴったりとはまる物質が、ケシの花からとられたアルカロイドであり、それを化学的に合成したオピオイドであったということである。

「快」と「痛み」、そして「依存」

「快」と「痛み」は、われわれが生きていくうえで、とても「目立つ」身体の反応である。それらが目立つのは、われわれの生存にとって重要な反応だからにほかならない。

「快」という感覚は、それが生存にとって重要なものだというシグナルとなる。「痛み」という感覚は、生存にとって危険な何かが起こっているというシグナルとなる。そして、「快」を最大にし、「痛み」を最小にすることは、われわれの生存に対して有効な方略なのである。

しかし、その回路にうまく入り込んで、その回路を暴走させてしまうのがまさに依存症である。依存症という問題は、単純に「犯罪だ」「不道徳だ」というモラルの問題だけでなく、その根本には、快楽と苦しみ、痛みという人間にとっては最も重要で、存在の根源にかかわる現象がある。人間の脳が「ドパミンの海」に浮かんでいるというのと同じように、人間の運命は「苦痛の海」にも浮かんでいる。これは人間として生まれ落ちた以上、避けては通れない運命である。苦痛の海に溺れそうになったとき、そばに船があったり、浮き輪を投げてくれる人がいたりするなら、その人は幸いである。

一方、何の助けもない人が、藁にもすがる思いで手を出したのが、薬物やギャンブルであったとしたら、本人にはそれは救いの神にも思えたことだろう。事実、それらがもたらす「快」は、神がわれわれの体に用意してくれた苦痛を緩和する回路を流れて、われわれを助けてくれる船のようなものとなる。しかし、その船の行き先は、途中までは快楽や幸福を目指して進むように見えても、あるときを境に制御を失って底なしの破滅に向かうかもしれないのだ。

だとすると、われわれが生きていくうえで大切なことは、溺れそうになった後に危うい船に乗るのではなく、溺れる前に安全で頼れるたしかな「依存先」を増やすことだ。それは、人とのつながりであったり、定期的な運動やレジャーの習慣であったり、瞑想やリラクセーションであったりする。これら何気ない小さな「依存」が、われわれを「依存症」という淵に飲みこまれることから防いでくれるものなのである。

「自律」というのは、実のところ、たくさんの「依存」できるものを持っているということなのである。

＊

本書を著すにあたっては、多くの方々の御協力と御支援をいただいた。特に、国立病院機構久里浜医療センターの樋口進先生、三原聡子先生には深く御礼申し上げたい。また、フィリピン支援チームの頼もしい同僚である金森将吾先生、白坂知彦先生、水沢文さんにも心からの御礼を申し上げたい。最後に本書の構想から完成に至るまで終始支えていただいた文藝春秋の稲田勇夫さん、田中貴久さんにも深い謝意を表したい。

本書の一部は『現代ビジネス』『都市問題』に発表した論説を大幅に加筆修正したものである。なお、紙幅の都合上、全編にわたって詳細な引用文献を示すことをやむをえず割愛したことをお断りしておく。

原田隆之（はらだ たかゆき）

1964年生まれ。一橋大学社会学部卒業。同大学院社会学研究科博士前期課程、カリフォルニア州立大学心理学研究科修士課程修了。東京大学大学院医学系研究科で学位取得、博士（保健学）。法務省、国連薬物犯罪事務所（ウィーン本部）などを経て、現在筑波大学人間系教授、東京大学客員教授。専門は臨床心理学、犯罪心理学、精神保健学。著書に『入門 犯罪心理学』『サイコパスの真実』『痴漢外来』（いずれもちくま新書）、『認知行動療法・禁煙ワークブック』（金剛出版）など多数。

文春新書

1304

あなたもきっと依《い》存《ぞん》症《しよう》
「快《かい》と不《ふ》安《あん》」の病《やまい》

2021年3月20日　第1刷発行

著　者　原田隆之
発行者　大松芳男
発行所　株式会社 文藝春秋

〒102-8008　東京都千代田区紀尾井町3-23
電話（03）3265-1211（代表）

印刷所　理想社
付物印刷　大日本印刷
製本所　大口製本

定価はカバーに表示してあります。
万一、落丁・乱丁の場合は小社製作部宛お送り下さい。
送料小社負担でお取替え致します。

ISBN978-4-16-661304-5